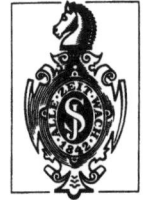

R. Frey · J. J. Bonica
H. U. Gerbershagen · D. Groß

Interdisziplinäre Schmerzbehandlung

Unter Mitarbeit von

F. Brussatis · M. Demmerling · G. Erdmann
R. Hohenfellner · W. Kley · F. Kümmerle · J. Kutzner
D. Langen · J. Lassner · K. Martin · U. H. Peters
F. Regli · H. Scheunemann · K. Schürmann

Mit 13 Abbildungen

Springer-Verlag
Berlin Heidelberg New York 1974

ISBN-13: 978-3-540-06575-3   e-ISBN-13: 978-3-642-49230-3
DOI: 10.1007/978-3-642-49230-3

Die Wiedergabe von Gebrauchsnamen, Handelsnamen, Warenbezeichnungen usw. in diesem Werk berechtigt auch ohne besondere Kennzeichnung nicht zu der Annahme, daß solche Namen im Sinne der Warenzeichen- und Markenschutz-Gesetzgebung als frei zu betrachten wären und daher von jedermann benutzt werden dürfen.

Das Werk ist urheberrechtlich geschützt. Die dadurch begründeten Rechte, insbesondere die der Übersetzung, des Nachdruckes, der Funksendung, der Wiedergabe auf photomechanischem oder ähnlichem Wege und der Speicherung in Datenverarbeitungsanlagen bleiben, auch bei nur auszugsweiser Verwertung, vorbehalten. Bei Vervielfältigungen für gewerbliche Zwecke ist gemäß § 54 UrhG eine Vergütung an den Verlag zu zahlen, deren Höhe mit dem Verlag zu vereinbaren ist. © by Springer-Verlag Berlin Heidelberg 1974. Library of Congress Catalog Card Number 73-19101.

Vorwort

Viele Ärzte hofften, daß mit der Reindarstellung des Morphins und der Einführung des Äthers und des Chloroforms im neunzehnten Jahrhundert, dem „Jahrhundert der Chirurgen", das Schmerzproblem gelöst sei. Heute wissen wir, daß wir erst am Anfang der Lösung stehen und trotz wunderbarer Fortschritte in der Herstellung synthetischer Analgetica, Lokalanaesthetica und Narkotica tausende von bisher unheilbaren Schmerzpatienten auch heute noch von Arzt zu Arzt und von Klinik zu Klinik wandern, ohne das ihnen wirkliche dauerhafte Hilfe zuteil wird.

Nur wenn wir dieses qualvolle Leiden der Ärmsten der Armen in den Griff bekommen, wird das zwanzigste Jahrhundert als „Jahrhundert der Anaesthesisten" in die Geschichte der Medizin eingehen.

Der Pionier der Schmerztherapie und Gründer der ersten Schmerzklinik der Welt, Professor JOHN BONICA von der University of Washington in Seattle, seine Schüler und seine Freunde haben in dem vorliegenden Band ihre Auffassungen und Erfahrungen bei der Behandlung chronisch schmerzkranker Patienten niedergelegt. Ich hoffe, daß dadurch der erste Schritt getan wird zur Gründung von Schmerzkliniken auch an deutschen Universitäten entsprechend dem Vorbild der Vereinigten Staaten, Japans, Skandinaviens und anderer Kulturländer.

Mainz, Januar 1974　　　　　　　　　Professor Dr. med. RUDOLF FREY
　　　　　　　　　　　　　　　　　　　　　　F.F.A.R.C.S.

Inhaltsverzeichnis

Vorwort V
Schmerzprobleme aus der Sicht des Orthopäden
(F. BRUSSATIS) 1
Schmerzprobleme aus der Sicht des Kinderarztes
(G. ERDMANN) 7
Die Schmerzbehandlung aus der Sicht des Anaesthesisten
(R. FREY) 11
Zum Problem: Schmerz und autonomes Nervensystem
(D. GROSS) 13
Schmerzprobleme aus der Sicht des Urologen (R. HOHENFELL-
NER) 29
Schmerzprobleme aus der Sicht des Oto-Rhino-Laryngologen
(W. KLEY) 31
Schmerzprobleme aus der Sicht des Chirurgen (F. KÜMMERLE) 35
Radiologische Schmerzbehandlung (J. KUTZNER) 39
Psychosomatische Aspekte des Schmerzes (D. LANGEN) 43
Hypnose und Schmerz (J. LASSNER) 47
Schmerzprobleme aus der Sicht des Gynäkologen und Geburts-
helfers (K. MARTIN) 49
Schmerzprobleme aus der Sicht des Psychiaters (U. H. PETERS) 53
Schmerzprobleme aus der Sicht des Neurologen (F. REGLI und
M. DEMMERING) 57
Schmerzprobleme aus der Sicht des Kieferchirurgen (H. SCHEU-
NEMANN) 63
Schmerzprobleme aus der Sicht des Neurochirurgen (K. SCHÜR-
MANN) 67
DISKUSSION 71
Laudatio für Professor John J. BONICA, Seattle (D. GROSS) . . . 77
Current Status of Pain Clinics (J. J. BONICA) 83
DISKUSSION 97
Sachverzeichnis 101

Verzeichnis der Referenten

BONICA, John J., Prof., M. D., University of Washington School of Medicine, Department of Anaesthesiology and Anaesthesia Research Center, Seattle, Washington 98 105, USA
BRUSSATIS, F., Prof. Dr., Direktor der Orthopädischen Klinik der Johannes Gutenberg-Universität Mainz
DEMMERING, M., Dr., Krankenhaus links der Isar, München
ERDMANN, G., Prof. Dr., Kinderklinik der Johannes Gutenberg-Universität Mainz
FREY, R., Prof. Dr., Direktor des Instituts für Anaesthesiologie der Johannes Gutenberg-Universität Mainz
GERBERSHAGEN, H. U., Prof. Dr., Institut für Anaesthesiologie der Johannes Gutenberg-Universität Mainz
GROSS, D., Dr., Facharzt f. innere Medizin u. Neurologie, Frankfurt/M.
HOHENFELLNER, R., Prof. Dr., Direktor der Urologischen Klinik der Johannes Gutenberg-Universität Mainz
KLEY, W., Prof. Dr., Direktor der Hals-Nasen-Ohrenklinik der Johannes Gutenberg-Universität Mainz
KÜMMERLE, F., Prof. Dr., Direktor der Chirurgischen Klinik der Johannes Gutenberg-Universität Mainz
KUTZNER, J., Prof. Dr., Institut für Klinische Strahlenkunde der Johannes Gutenberg-Universität Mainz
LANGEN, D., Prof. Dr., Direktor der Klinik und Poliklinik für Psychotherapie der Johannes Gutenberg-Universität Mainz
LASSNER, J., Prof. Dr., Leiter der Anaesthesie-Abteilung des Hôpital Cochin-Port Royal der Universitäts-Kliniken, Paris 14, Rue du Faubourg St-Jacques
MARTIN, K., Prof. Dr., Klinik für Geburtshilfe und Frauenheilkunde der Johannes Gutenberg-Universität Mainz
PETERS, U. H., Prof. Dr., Direktor der Neuropsychiatrischen Klinik der Johannes Gutenberg-Universität Mainz

REGLI, F., Prof. Dr., Direktor der Neurologischen Klinik und Poliklinik der Johannes Gutenberg-Universität Mainz

SCHEUNEMANN, H. Prof. Dr., Direktor der Klinik für Zahn-, Mund- und Kieferkrankheiten der Johannes Gutenberg-Universität Mainz

SCHÜRMANN, K., Prof. Dr., Direktor der Neurochirurgischen Klinik der Johannes Gutenberg-Universität Mainz

Schmerzprobleme aus der Sicht des Orthopäden

F. Brussatis

Im Rahmen der orthopädischen Sprechstunde spielt der Schmerz eine große Rolle. Viele Schmerzpatienten suchen uns auf wegen Schmerzen im Bereich des Haltungs- und Bewegungsapparates. Im Rahmen dieser kurzen Abhandlung möchte ich unter den uns betreffenden Problemen nur zwei Punkte erwähnen: den Schmerz im Bereich der HWS - das sog. Cervicalsyndrom - und die pseudoradikulären Schmerzen.

Beim Nacken- und Schulterschmerz wird häufig versucht, den Schmerz mit einer Spondylosis deformans zu erklären. Die Verschmälerung der Zwischenwirbelscheibe, die Randwulstbildungen und die Sklerosierung der angrenzenden Deckplatten sind die typischen röntgenologischen Zeichen.

In diesem Zusammenhang sind Untersuchungen von FRIEDENBERG und MILLER erwähnenswert, welche bei 92 symptomatischen und 92 asymptomatischen Patienten gleichen Alters und Geschlechts die Halswirbelsäule auf degenerative Veränderungen der Zwischenwirbelscheiben im Bereich C 2/3 bis C 7/T 1 untersuchten. Dabei handelte es sich um gesunde, schmerzfreie Menschen sowie um Patienten, die unter Beschwerden im HWS-Bereich litten.

Bei den im Röntgenbild nachgewiesenen Bandscheibenverschmälerungen zeigte es sich, daß beim Vergleich symptomatischer und asymptomatischer Patienten wohl eine stärkere Beteiligung symptomatischer Patienten mit Discusdegeneration zwischen C 5/6 und C 6/7 vorlag, der Anteil der asymptomatischen Patienten bei Bandscheibenverschmälerungen in dieser Höhe aber dennoch groß war. In anderer Bandscheibenhöhe war die Beteiligung der Gruppen etwa gleich.

Diese Untersuchungen lassen Zweifel aufkommen am relativen Wert der Röntgenaufnahmen bei Bestimmung der klinischen Bedeutung degenerativer Erscheinungen an der HWS.

Die genannten Autoren halten es für möglich, daß Weichteilveränderungen eine größere Rolle bei der Hervorrufung von Symptomen spielen als die demonstrierbaren Knochenveränderungen im Röntgenbild. Auf der anderen Seite kann es ein Trugschluß sein, spondylotische Veränderungen an der HWS für ein Cervicalsyndrom verantwortlich zu machen, wenn ein im Röntgenbild nicht sichtbarer intraspinaler Tumor vorhanden ist.

Welche Vorstellungen sind heute über die Schmerzentstehung beim Cervicalsyndrom entwickelt worden, wenn es sich um einen einmaligen vorübergehenden oder öfter auftretenden Schmerzzustand handelt und diesem keine groben Läsionen, wie sie später beschrieben werden, zugrunde liegen? Physiologisch finden sich schon früh Spaltbildungen im Discus intervertebralis im Bereich der Unco-Vertebralregion (TÖNDURY). HIRSCH und Mitarb. haben dieser Region mittels Schrägschnitten neuerlich eine pathologisch-anatomische Studie gewidmet.

In diese Spaltbildung kann hochgradig vascularisiertes Bindegewebe einwachsen. Dieses Eindringen erfolgt zuerst dorsal und seitlich im Bereich des Foramen intervertebrale.

HIRSCH und Mitarb. sind der Auffassung, daß die Bildung dieses reaktiven gefäßreichen Bindegewebes nach Art eines Granulationsgewebes den Schmerz der Patienten erklären könnte, da anzunehmen ist, daß dieses Gewebe Nerven enthält.

Ausstrahlende Schmerzen sollen auch durch den Einfluß dieses "Granulationsgewebes" auf die neuralen Elemente im Foramen intervertebrale verursacht werden.

Wenn ein Granulationsgewebe reift, wird es gefäßärmer und vernarbt. HIRSCH und Mitarb. diskutieren, ob auf diese Weise das Verschwinden der Schmerzen spontan oder nach Behandlung erklärt werden kann.

Es ist möglich, daß ein Teil der Schmerzen ohne röntgenologisch faßbaren Befund mit diesen pathologisch-anatomischen Veränderungen erklärt werden kann; es handelt sich um Vorgänge, die als Antwort auf den physiologischen Degenerationsprozeß anzusehen sind.

HULT hat 1954 veröffentlicht, daß 70 Prozent der schwedischen Bevölkerung einmal oder mehrmals unter einem Cervicalsyndrom leiden. Das Nachlassen der Beschwerden sollte auf dem Boden der oben dargestellten Theorie diskutiert werden.

Bei den als "pseudoradikulär" bezeichneten Schmerzen handelte es sich um solche, welche von bestimmten Trigger-Arealen ausgelöst werden können. Übt man auf diese überempfindlichen Stellen im Muskel, Bindegewebe oder Ligamenten einen Druck aus, so entstehen Schmerzen in einem bestimmten Verteilungsgebiet. In der angelsächsischen Literatur wird dieses als "referred pain" bezeichnet. Dieses Verteilungsgebiet hält sich nicht an Dermatome, manchmal ist es ihnen ähnlich und wird deshalb als pseudoradikulär bezeichnet.

In diesem Zusammenhang sind die Untersuchungen von FEINSTEIN und Mitarb. zu nennen, die einseitig neben den Dornfortsätzen hypertonische Kochsalzlösung bei gesunden Versuchspersonen spritzten und die Ausdehnung der angegebenen Schmerzen notierten. Es zeigten sich Schmerzverteilungen ähnlich den Dermatomen. Am Arm konnte eine Schmerzausbreitung nur im ulnaren, nicht im radialen Bereich gefunden werden. Die Versuche sind bemerkenswert, da dermatomähnliche Schmerzausbreitungen durch Reizung der Weichteile in bestimmten Höhen paraspinal hervorgerufen werden können. Die sensiblen Wurzeln sind dabei nicht betroffen.

Aus einer Arbeit von TRAVELL geht die Schmerzprojektion bei Triggerpunkten unterhalb der Schulterblattgräte bei 193 Patienten mit Schulterschmerzen hervor. Bei sämtlichen Patienten kam es zu einer Schmerzausstrahlung an die Ventralseite des Schultergelenkes, bei 21 Prozent an die Radialseite der Hand.

Charakteristisch für den Triggerpunkt ist die Tatsache, daß man ihn längere Zeit oder manchmal dauernd mit Lokalanaesthesie unempfindlich machen kann.

Wir haben somit Triggerpunkte unmittelbar im Bereich der WS neben den Dornfortsätzen und im Bereiche der Schulterblattmuskulatur kennengelernt. Im Rahmen der orthopädischen Sprechstunde spielen diese myofascialen Schmerzpunkte eine große Rolle. Wir finden sie hauptsächlich mit pseudoradikulärer Schmerzausbreitung in den Arm, im Bereich des Supraspinatusmuskels des Schulterblattes und in Höhe der Einstrahlung des Levator scapulae in den oberen inneren Schulterblattwinkel.

Pseudoradikuläre Schmerzen im Bereich der unteren Extremität finden sich sehr häufig bei Triggerpunkten an der Spina iliaca dorsalis bzw. am dortigen Ansatzpunkt der kleinen Hüftmuskulatur.

Auch bei diesen Schmerztypen ist die Entstehung der Schmerzen unklar. Ein Versuch, die Schmerzen mit röntgenologisch sichtbaren degenerativen Veränderungen an der WS erklären zu können, wird dem besonderen Charakter dieser Schmerzen nicht gerecht, zumal wir oben bereits kennengelernt haben, daß eine Spondylosis deformans stumm verlaufen kann. Es ist deshalb wichtig, bei weiteren Untersuchungen nicht nur morphologische Substrate zu suchen, sondern auch an möglicherweise vorhandene biochemische Vorgänge am Schmerzpunkt zu denken.

Literatur

BONICA, F. J.: The Management of Pain. London: Henry Kimpton, 1953.
FEINSTEIN, B., LANGTON, J. N. K., JAMESON, R. M., SCHILLER, F.: J. Bone Jt Surg. $\underline{36}$ A, 981 (1954).
FRIEDENBERG, F. G., MILLER, W. T.: J. Bone Jt Surg. $\underline{45}$ A, 1171 (1963)

HIRSCH, C., SCHAJOWICZ, F., GALANTE, J.: Acta orthop. scand. Suppl. 109 (1967).

TÖNDURY, G.: Entwickl.-Gesch. 112, 448 (1943).

TRAVELL, F.: Mississippi V. med. J. 71, 13 (1943); zit. nach Bonica, F. J.

Schmerzprobleme aus der Sicht des Kinderarztes

G. Erdmann

Die pädiatrische Kernfrage beim Schmerzproblem ist, ob das Kind in jeder Lebensstufe in der Lage ist, einen der üblichen schmerzhaften Reize durch Receptoren aufzunehmen, bei entsprechender Reizquelle im Receptor eine Erregung und nach Transformation derselben eine Schmerzempfindung zu gewärtigen. An jeder der genannten Stellen dürften sich im Verlaufe der Kindheit Reifungsvorgänge abspielen. Außerdem trägt sicher als Folge etwa vorausgegangener Schmerzerlebnisse mit zunehmender Lebenserfahrung beim Kind die Angst mehr oder weniger zur Tönung der Schmerzempfindung bei.

Das Neugeborene begrüßt diese Welt normalerweise mit einem Schrei oder mit Geschrei. Veranlassen es dazu die Gefahren des eben absolvierten Geburtsweges oder der deutliche Temperaturunterschied in der Außenwelt? Wer könnte dies ergründen? PEIPER zufolge besitzt der Mensch schon von Geburt an ein ausgeprägtes Schmerzempfinden. Da aber der Schmerz im Gegensatz zu den fünf klassischen Sinnen keine objektivierbare, meßbare Größe besitzt, sondern subjektiven Charakter hat, kann uns der junge Säugling, abgesehen von Geschrei unterschiedlicher Art, nichts Näheres mitteilen. Lediglich Unlust und reflektorische Bewegungen lassen den Schluß auf bestehende Schmerzen zu. Bis gegen Ende des ersten Trimenons zeigt das Kind hinsichtlich des Schmerzes nach KÖTTGEN ein subcortical-reflektorisches Verhalten, welches alsbald nach einschlägigen Erfahrungen und Beimischung von Angstgefühl bei älteren Säuglingen und Kleinkindern durch überwiegende Gefühlsbetonung verändert wird, ehe im Vorschul- und Schulalter der Verstand eine Steuerung der Schmerzreaktion ermöglicht. Zweifellos nehmen auf diese Phaseneinteilung oft individuelle Faktoren Einfluß.

Für den jungen Säugling ist der Schmerz wohl eher - wie etwa für das Tier - eine dumpfe Empfindung. Erst in der Folgezeit werden Quantität und Qualität der Schmerzen allmählich unterscheidbar. Nicht selten projiziert das Kleinkind bei noch geringem Verständnis für solche Vorgänge die Schmerzquelle nach außen (nicht zuletzt auch auf den untersuchenden Arzt) oder der Einfachheit halber bei Schmerzen aller möglichen Provenienz auf seinen Bauch, und zwar meistens bevorzugt auf den Nabel. Ängstlichkeit kann das gesamte Geschehen durchaus verschleiern, den Schmerz auch intensivieren und Schmerzäußerungen verstärken.

Fragen wir weiter: Kommt seelischer Schmerz (= Kummer) etwa beim Abschied von der Mutter hinzu? Und was beweist letztlich körperlichen Schmerz (vielleicht Koliken)? Gilt reflektorische Schonhaltung als Schmerzäußerung?

Es ist schwer zu entscheiden, ob ein Kind sich auch an Schmerzen gewöhnen kann: Für ältere leidende Kinder dürfen wir dies sicher annehmen. Bemerkenswert ist überdies, wie rasch Kummer und Schmerz durch freudige Ereignisse abgeschwächt werden. Ein Kind lacht nach Ablenkung von seinen Schmerzen nicht selten mit Tränen in den Augen (dagegen weint es kaum je wie Erwachsene vor Freude).

Besonders Kleinkinder sind leicht dazu zu bringen, durch ein beruhigendes "Heile-heile" den Schmerz zu vergessen, ja sie lassen ihn wegpusten, zerreden, gern auch auf andere Personen (selbst Gegenstände) übertragen, vor allem auf die Mutter oder die Pflegerin. TIEDGE sagte: Geteilter Schmerz ist halber Schmerz. Später lernt das Kind (vorher tut dies vikariierend seine Mutter), an eine Linderung der Schmerzen durch Arznei zu glauben und subjektiv, nach weiterem Lernprozeß auch objektiv deren Wirkung zu spüren.

Daß es auch Kinder gibt, die den Schmerz nicht kennen, soll erwähnt werden. Wir beobachten dieses Phänomen recht häufig bei Affektion des Rückenmarks (Querschnittslähmung infolge Spina bifida, selten auch bei der Syringomyelie) an umschriebenen Körperpartien, doch gibt es auch generalisierte Formen:

1. Kongenitale Analgie (NISSLER und PARNITZKE, FANCONI und FERRAZZINI, THIEMANN), wobei neben multiplen Verletzungen Sprach- und Lernschwierigkeiten bestehen und ursächlich Schmerz-Asymbolie in Betracht gezogen wird (auch Ford-Wilkins-Syndrom).

2. Familiäre Dysautonomie, auch Riley-Day-Syndrom genannt, mit geistiger Behinderung sowie Degeneration oder Fehlen der sensiblen Ganglienzellen vom Trigeminusbereich abwärts. Vermehrte Schweißabsonderung, mangelhafte Tränenproduktion, Hyperthermiegefahr, fast ausschließlich bei Juden vorkommend, auf disseminierten Läsionen in der Formatio reticularis des Hirnstamms beruhend.

Schließlich noch einige Bemerkungen zur Schmerzbekämpfung bei Kindern. Besonders bei den Müttern sind Suppositorien mit Gehalt an analgesierenden und antipyretischen Substanzen beliebt, weniger bei den Kindern. Ob solche Zäpfchen wirkungsvoll sedieren und den Schmerz unterdrücken, kann oft nicht entschieden werden. Häufig werden sie wohl völlig unnütz verabreicht, bei Säuglingen und Kleinkindern gleichermaßen. Wenn Schmerzen mit zunehmendem Alter verläßlicher lokalisiert werden und ihre Ursache damit deutlicher erkennbar ist, können wir Kinderärzte gezielter arbeiten. Für kleinere Eingriffe genügt Lokalanaesthesie. Schwere Schmerzzustände (z.B. im Verbrennungsschock) erfordern "lytischen Cocktail" und Pentobarbital. Auch in der Pädiatrie gibt es Schmerzzustände, die Morphiumpräparate benötigen, selbst wenn - was selten ist - Suchtgefahr besteht. Bei Indikation zu verschiedenen Operationen wird im Konsil mit dem Anaesthesisten beraten, welche Schmerzbekämpfung unter und nach der Operation anzuwenden ist.

Literatur

FANCONI, G., FERRAZZINI, G.: Kongenitale Analgie. Helv. paediat. acta 12, 79 (1967).

FANCONI, G., WALLGREN, A.: Lb. der Pädiatrie S. 925. Basel-Stuttgart: Schwabe 1972.

KÖTTGEN, U.: Die Entwicklung der Schmerzempfindung im Kindesalter. Z. Kinderheilk. 90, 351 (1964).

NISSLER, K., PARNITZKE, K. H.: Fehlen der Schmerzempfindung bei einem Kinde. Dtsch. med. Wschr. 76, 861 (1951).

PEIPER, A.: Die Eigenartigkeit der kindlichen Hirntätigkeit. Leipzig: G. Thieme 1961.

RILEY, C. M., DAY, R. L., GREELY, D. L., LANGFORD, W. S.: Central autonomic dysfunction with defective lacrimation. Report of five cases. Pediatrics 3, 468 (1949).

THIEMANN, H. H.: Analgia congenita (Angeborene universelle Schmerzindifferenz). Arch. Kinderheilk. 164, 255 (1961).

Schmerzbehandlung aus der Sicht des Anaesthesisten

R. Frey

Das von PLATON geprägte Wort "Anaesthesie" bedeutet wörtlich Gefühllosigkeit. Das Ziel dieser "Betäubung" ist vor allem anderen die Ausschaltung des Schmerzes.

Der Schmerz ist ein Urphänomen des Lebens. Er schützt vor Verletzungen, indem er das Zeichen gibt zur Flucht (Schutzreflexe) und damit zur Vermeidung von Gefahr für Leib und Leben. Er ist der Warner, der den Kranken zum Arzt führt. Er ist das Leitsymptom der meisten Krankheiten. Am gefährlichsten ist die Krankheit, die o h n e Schmerz anfängt: der Krebs.

So sinnvoll der Schmerz im Gefüge des Lebens ist - wenn die Diagnose gestellt ist, hat er seine Schuldigkeit getan. Im weiteren Verlauf schadet er mehr als er nützt. Die Beseitigung des Symptoms "Schmerz" ist der erste Schritt der Therapie. Der Medizinmann der Primitiven und der Doctor universae medicinae versuchen beide, Schmerzen zu beseitigen. Sie unterscheiden sich jedoch bei diesem Streben in ihrer Ethik und in der Vollkommenheit ihrer Mittel und Methoden.

Die Beseitigung des Schmerzes bedeutet aber auch eine Gefahr: Die lebenserhaltenden Schutzreflexe werden gestört. Der Warner verliert seine Funktion. Was der Verlust des Schmerzsinnes bedeutet, zeigen Erkrankungen wie die Tabes und die Syringomyelie: Die Gelenke werden durch rohe Kräfte zerstört, die Gliedmaßen verstümmelt.

Seit HIPPOKRATES ist deshalb durch Gesetz geregelt, daß nur der Arzt das Recht hat, einen so schwerwiegenden Eingriff in die Persönlichkeit vorzunehmen, wie es die Beseitigung des wichtigsten Sinnes, ja die Ausschaltung aller Sinne und damit des Bewußtseins selbst bedeutet. Mit diesem Recht, die Sinne schwinden zu lassen, hat der Arzt aber auch die Pflicht, seine Kranken von sinnlosen Schmerzen zu befreien und damit erst die Möglichkeit, eine sinnvolle Therapie zu eröffnen.

Mit dem Erhalt der Approbation soll der Arzt eine örtliche und eine allgemeine Betäubung vornehmen können. Dies kann korrekt nur im praktischen Klinikbetrieb erlernt werden. Die Betäubung hat über dem Zweck, dem Kranken die Schmerzen des Eingriffs zu ersparen, hinaus noch die Aufgabe, die für den Operateur störenden Muskelspannungen und Abwehrbewegungen auszuschalten. Zuvor müssen wir uns darüber im klaren sein, wie wir uns gegenüber einem gefühl- und bewußtlosen Patienten zu verhalten haben und wie wir mit Zwischenfällen der Anaesthesie fertig werden können.

Aus dieser tausendfachen Erfahrung der Ausschaltung von Schmerzen zur Ermöglichung operativer Eingriffe heraus hat sich die Anaesthesie stets auch mit der Behandlung chronischer, sonst therapieresistenter Schmerzzustände befassen müssen. Auch auf diesem Gebiet sind große Fortschritte erzielt worden unter der geistigen Führung von Professor John BONICA aus Seattle in Washington, dessen Monographie "Management of Pain" seit 20 Jahren das Standardwerk der Schmerzbehandlung durch den Anaesthesisten darstellt.

Die optimale Schmerzdiagnostik und -therapie der Zukunft wird eine Gemeinschaftsleistung der gesamten medizinischen Fakultät sein: Jedes Spezialgebiet wird sein Scherflein beitragen zur Erkennung, Verhütung und Behandlung des Schmerzes. Dem Spezialgebiet der Wissenschaft vom Schmerz, der Anaesthesiologie, fällt automatisch hierbei die Rolle der Grundlagenforschung und der Organisation der interdisziplinären Schmerzerkennung und -behandlung zu - nicht im Sinne des "Diktators", sondern im Sinne des "Koordinators".

Zum Problem: Schmerz und autonomes Nervensystem

D. Gross

Seit der Jahrhundertwende beherrschen die am Herpes zoster gewonnenen Segmentkonzeptionen HEADS und seiner Nachfolger unsere Vorstellungen. In dieser Konzeption spielt das vegetative System im Grunde genommen keine Rolle, obwohl schon 1915 LERICHE beobachtet hatte, daß bestimmte Schmerzen nach Resektion des Sympathicus verschwanden und er deswegen diese Schmerzen auf den Sympathicus bezog. Seine Zeitgenossen stellten diesen Befund als Irrtum hin. Er hat dann mit FONTAINE den Halssympathicus am Menschen in der Operation elektrisch und mechanisch gereizt. Diese Reizung bewirkte schmerzhafte, sehr lebhafte, beängstigende Eindrücke, die nicht in die bekannte Topographie der spinalen Nerven paßten. Die direkte Reizung des oberen Cervicalganglions z. B. rief lebhafte Schmerzen in den Zähnen des Unterkiefers und hinter dem Ohr der gleichen Seite hervor. Diese Schmerzen löste jede Manipulation am Sympathicus zwischen dem Ganglion cervicale medium und der Schädelbasis, selbst das Kneifen der Adventitia der A. carotis communis, besonders in Höhe des Sinus, aus. Derartige Reize des prästellaren Sympathicus strahlten in die Schüler und in den Rücken aus, besonders, wenn der Ramus communicans von C 7 gereizt wurde.

Arterien sind sensibel

Das Kneifen von Arterien beim Hemiplegiker oder beim Querschnittgelähmten, selbst in Lumbalanaesthesie, erzeugte Schmerz! Die Arterien zogen sich dabei zusammen. LERICHE folgerte: Arterien sind sensibel! Seit 1925 hatte LERICHE mit seinen Mitarbeitern FON-

TAINE, WERTHEIMER, KUNLIN, FROEHLICH u.a. immer wieder festgestellt, daß man auch einen topographisch gut bestimmten Schmerz z.B. eine Neuralgie des N.ulnaris, durch die lokale Anaesthesie des Sympathicus wirksam beeinflussen konnte. Die Anaesthesie am Grenzstrang des Sympathicus veränderte also den Schmerz auch im cerebrospinalen System. Otfried FOERSTER beobachtete einen Patienten mit einer Durchtrennung der drei unteren Äste des Plexus brachialis mit vollständiger oberflächlicher Anaesthesie. Die elektrische Reizung der peripheren Nerven an den Fingern war schmerzlos, die der Fingerarterien erzeugte starkes Brennen. LERICHE konnte Schmerzsyndrome, die von vasomotorischen Störungen begleitet waren, durch eine lokale Anaesthesie des Sympathicus beseitigen. Mit dem Schmerz verschwanden auch die vasomotorischen Störungen. Lediglich die postzosterischen Schmerzen (s.o.) waren durch Eingriffe am Sympathicus nicht zu beeinflussen. LERICHE und seine Mitarbeiter haben als erste erkannt, daß der Sympathicus der Gefäße und des Truncus eine Sensibilität besitzt, die sich von der Sensibilität des cerebrospinalen Systems in Art und Topographie deutlich unterscheidet. Sie sprechen deswegen von Sympathalgien. Diese Sympathalgien sind von Störungen der Vasomotorik, der Homöostase, des Milieu interne, schließlich von trophischen Störungen begleitet.

1921 beschrieb TINELL in der "Presse médicale" eigenartige Schmerzzonen. PETTE hat 1927 vier "Quadrantensyndrome" mit charakteristischen Sensibilitätsstörungen, Mißempfindungen, motorischer Schwäche, vasomotorischen und vegetativen Störungen nach Operation am Grenzstrang des Sympathicus oder nach Medianusverletzung am Oberarm mitgeteilt und diese auf eine Dysfunktion des sympathischen Nervensystems zurückgeführt.

Schmerz und Gefäßzone

1948 haben wir auf dem 1. Neurochirurgischen Kongreß in Freiburg über Sensibilitätsstörungen bei Gefäßschäden nach Schußverletzungen referiert. Wir konnten zeigen, daß der Quadrant vom arteriellen System her bestimmt ist, in dem benachbarte Gefäßbezirke wie die der A. carotis und A. subclavia einen "Quadranten" bilden. Wir zeigten, daß derartige vegetative Reizsyndrome sowohl nach Irritation am Gefäß wie am Grenzstrang des Sympathicus auftreten können. Die Topographie der Gefäßzone hat für die Analyse derartiger Störungen die gleiche Bedeutung wie das Segment für die Erkennung von Erkrankungen des Rückenmarks und seiner Wurzeln! 1949 berichtete DÖRING über 11 "Quadrantensyndrome".

Daß die Verschiebung der sensiblen Reizschwelle nicht bei allen Fällen in gleicher Richtung erfolgt, sondern sowohl Hyper- und Hypalgesien vorkommen, kann nicht verwundern.

Aufgabe des Klinikers kann nicht sein, die verwickelten neurophysiologischen Probleme zu lösen. Unsere Aufgabe bleibt die Erkennung eines pathologischen Befundes und einer diesem Befund sinnvoll zuge-

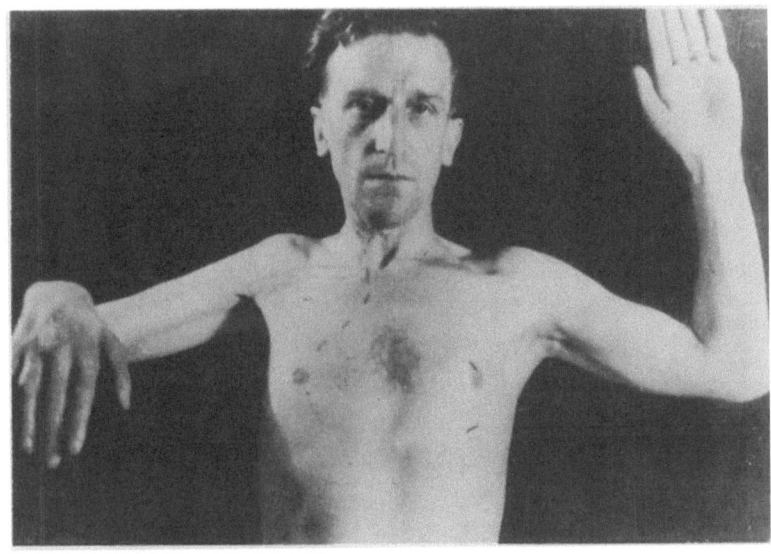

Abb. 1. 28jähriger Mann. MG-Durchschuß rechte Schulter. Plexuslähmung rechts. Er ist gefordert, beide Hände und Arme zu erheben. Aus: GROSS, D.: Die vasale (arterielle) Ordnung der Körperoberfläche und was sie bedeutet. Acta neuroveg. (Wien) 3, 173 (1951)

ordneten Therapie. Ein eigenes Beispiel aus dem Jahre 1946 zur Erläuterung des Gesagten:

Ein 28jähriger Mann, der im Februar 1945 einen MG-Durchschuß durch die rechte Schulter erlitt, dabei Lähmung des rechten Armes, Verletzung der A. subclavia und des Plexus brachialis. Nach 4 Tagen kausalgiforme Schmerzen im rechten Arm, Schulter und Rücken. Leise Berührungen sind extrem schmerzhaft, selbst der Druck des Hemdes wird nicht vertragen. Die Intensität des Schmerzgefühls ist wechselnd. Am 3. Juli 1945 zeigte sich bei der Revision die A. subclavia blutleer, eng und thrombotisch verschlossen. Am 23. November 1946 wurde ein Tupfer aus der Nähe des Gefäßnervenbündels in der Achselhöhle entfernt. Weiterbestehen der ausgeprägten Hyperalgesie in dem markierten Bereich ("Raglanärmel"). Der Patient wird immer mehr geräusch- und zugluftempfindlich, unruhig und ängstlich. Bei der Sympathektomie kam der Patient an einer Embolie zum Exitus (Abb. 1 und 2).

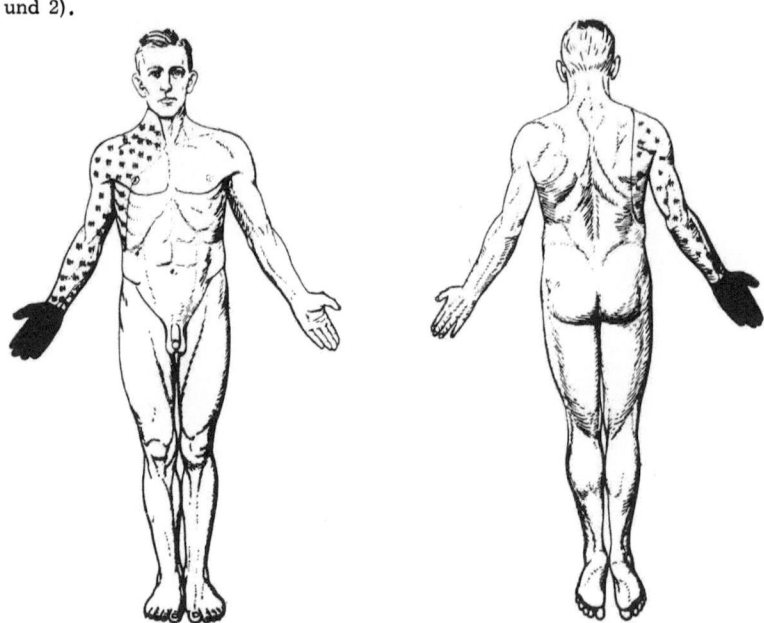

Abb. 2. Sensibilitätsstörungen: Raglanärmelförmige Hyperalgesie. SCHWARZ: Analgesia dolorosa (eigene Beobachtung)

Nach einer Verletzung der A. subclavia und des Plexus brachialis kam es zu einer kausalgiformen Hyperpathie im Bereich rechter Arm, Schulter und Rücken neben den Sensibilitätsstörungen im Bereich der geschädigten Anteile des Plexus brachialis.

Bei der systematischen Suche nach topographisch abnormen Störungen des Schmerzempfindens fanden wir solche im Bereich des gesamten Körpers (z. B. bei einer Patientin mit einer Adnexitis chron.) (Abb. 3).

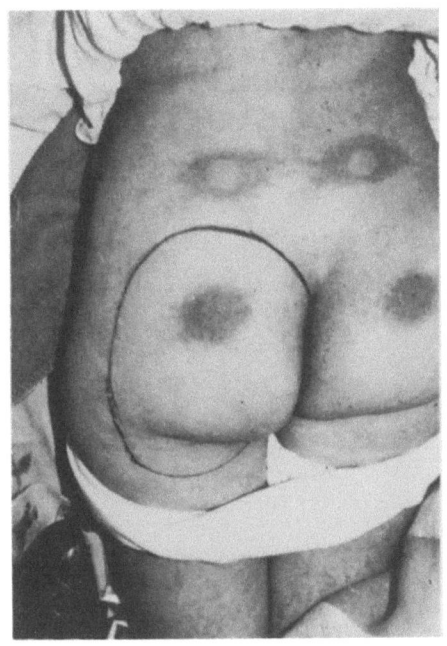

Abb. 3. Hyperalgesie im cutanen Versorgungsbereich der A. ilica interna bei Adnexitis links. Die Histaminiotophorese ergibt links stärkere Reaktionen als rechts. Aus: GROSS, D.: Therapie über das Nervensystem. Ärztl. Forsch. 10, 479-489 (1959)

Das gemeinsame an allen diesen merkwürdigen Sensibilitätsstörungen war einmal ihre abnorme Topographie. Zum zweiten war bei diesem Patienten neben der epikritischen vor allem die "protopathische Tiefensensibilität" (HEAD) bzw. das "interoceptive Schmerzgefühl" (von AUERSPERG) gestört. Die Patienten gaben in der Regel kurze Verzögerungen der Perception zwischen dem Beginn des Schmerzreizes und seiner Empfindung an, und sie empfanden neben einem unmittelbaren hellen, scharfen nach kurzer Zeit einen dumpfen, glühenden Schmerz. (Die besten Untersuchungsergebnisse erzielten wir mit einer aufgebogenen Tuchklemme, mit deren spitzen Branchen gleichmäßig leise kneifend über die Haut gegangen wird. Das Aufsetzen der Zange wird dem Patienten akustisch mit "jetzt" bewußt gemacht; dabei registriert der Patient im Vergleich zur gesunden Seite in der Regel im Bereich einer derartigen Störung des Schmerzgefühls eine Ver-

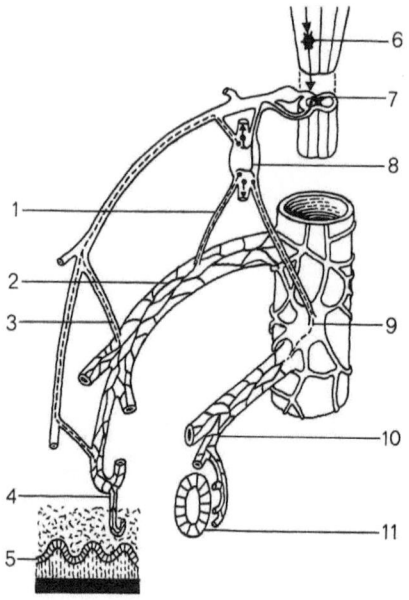

Abb. 4. Cutiviscerale und viscero-cutane Verbindungen über das perivasculäre Nervengeflecht (LAZORTHES).

1. Direkter Gefäßnerv, 2. Plexus einer parietalen Arterie,
3. Indirekter Gefäßnerv, 4. Subcutane Arteriole, 5. Haut,
6. Bulbäres Zentrum, 7. Präganglionäres Neuron, 8. Postganglionäres Neuron, 9. Visceralganglion, 10. Visceralarterie,
11. Visceralorgan. Aus: GROSS, D.: Zur Prophylaxe der Gefäßerkrankungen. Int. J. prophyl. Med. $\underline{5}$, 169-174 (1958).

zögerung der Schmerzperception, oder er gibt neben dem sofortigen "hellen" einen etwas später einsetzenden "dunkel-glühenden" Schmerz an.)

Charakteristika dieser Schmerzsyndrome sind:

ihre abnorme Topographie, ihre Zusammenhänge mit traumatischen oder entzündlichen Veränderungen im Organismus, ihre Begleitung durch vasomotorische, sudomotorische und trophische Störungen (Sudeck, glossy skin) und die damit verbundenen Störungen der Homöostase, ihr Widerhall im Bereich der Psyche - die besondere Qualität des Schmerzgefühls.

Welche topographische Ordnung liegt diesen atypischen Sensibilitätsstörungen zugrunde?

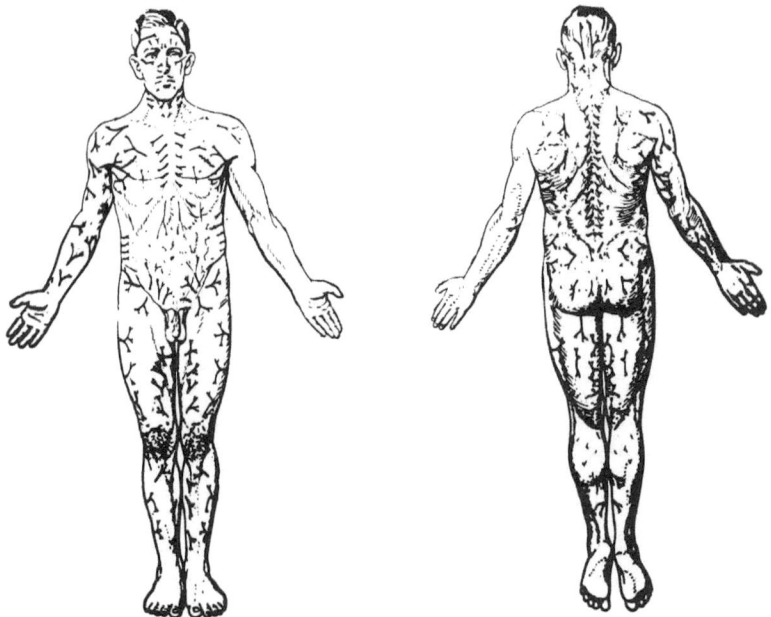

Abb. 5a u. b. Die Hautarterien. (Aufgrund der Arbeiten von WALKER, SPALTEHOLZ u. a.) Aus: GROSS, D.: Sensibilitätsstörungen bei Gefäßschäden. Ein Beitrag zur Topographie des Sympathicus. Nervenarzt 20, 361-365 (1949)

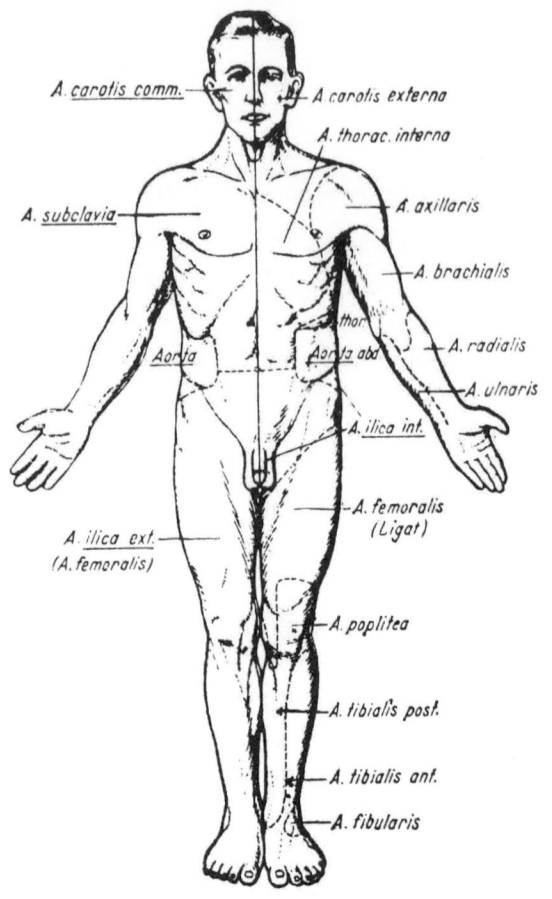

Abb. 6a u. b. Die arteriellen Versorgungsgebiete der Körperoberfläche. Aus: GROSS, D.: Sensibilitätsstörungen bei Gefäßschäden. Ein Beitrag zur Topographie des Sympathicus. Nervenarzt 20, 361-365 (1949)

Wir sind schon 1946 systematisch dieser Frage nachgegängen. Da diese Sensibilitätsstörungen sich nicht in die bekannte Ordnung der peripheren Nerven oder der Segmente einfügen ließen, stellte sich die Frage, ob ihnen eine andere, z. B. eine vasale Topographie zugrunde lag.

Jedes Gefäß, jede Arterie ist vom vegetativen Nervensystem umsponnen (STÖHR).

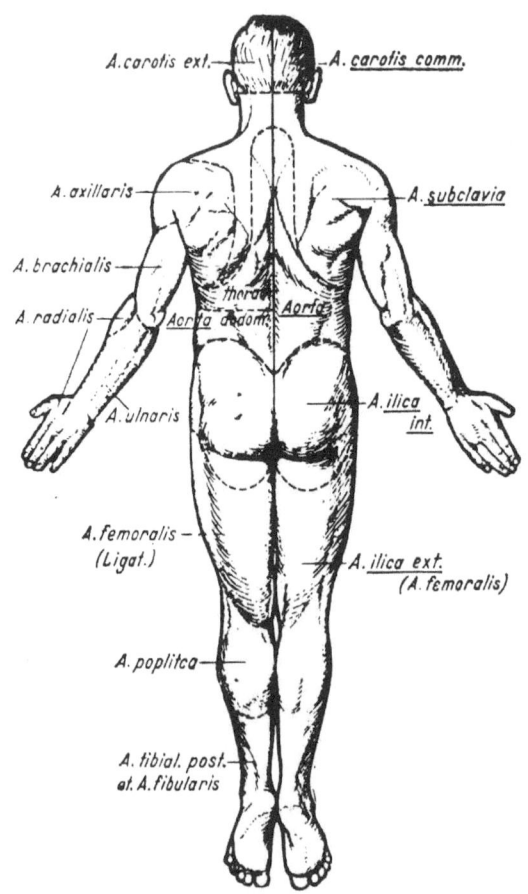

Abb. 6b.

Ein Schema von LAZORTHES (Abb. 4) zeigt die doppelte Innervation der Gefäße; einmal über die hintere Wurzel, den peripheren Nerven, und zum andern über perivasale Bahnen, die Rami spinales longi und den Grenzstrang des Sympathicus.

Geht man der Topographie der Hautarterien (auf Grund der Untersuchung von WALKER, SPALTEHOLZ u. a.) bis zu ihrem Ursprung aus den großen Arterienstämmen nach, so kommt man zu den cutanen Arealen der arteriellen Versorgung (Abb. 5a und b). Man entdeckt, daß die Topographie dieser "vasalen Zonen" mit der Anordnung der oben beschriebenen atypischen Sensibilitätsstörungen weitgehend übereinstimmt (Abb. 6a u. b).

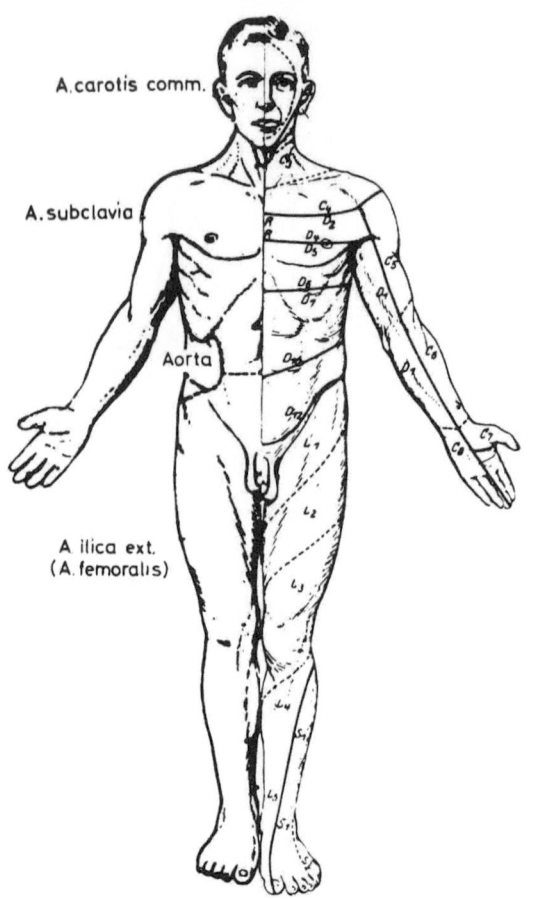

Abb. 7a u. b. Segment und Gefäßzone. Aus: GROSS, D.: Acta neuroveg. <u>30</u>, (1967)

Die "vasale" unterscheidet sich dabei deutlich von der "segmentalen" Zone (Abb. 7a u. b).

Benachbarte Gefäßgebiete werden über perivasale Bahnen und den Granzstrang des Sympathicus innervatorisch verbunden. Deswegen bilden benachbarte Gefäßgebiete, so z. B. das der A. carotis und der A. subclavia zusammen den "oberen Quadranten", der in bezug auf seine sympathische Innervation zum Truncus sympathicus cervicalis gehört (Abb. 8a u. b).

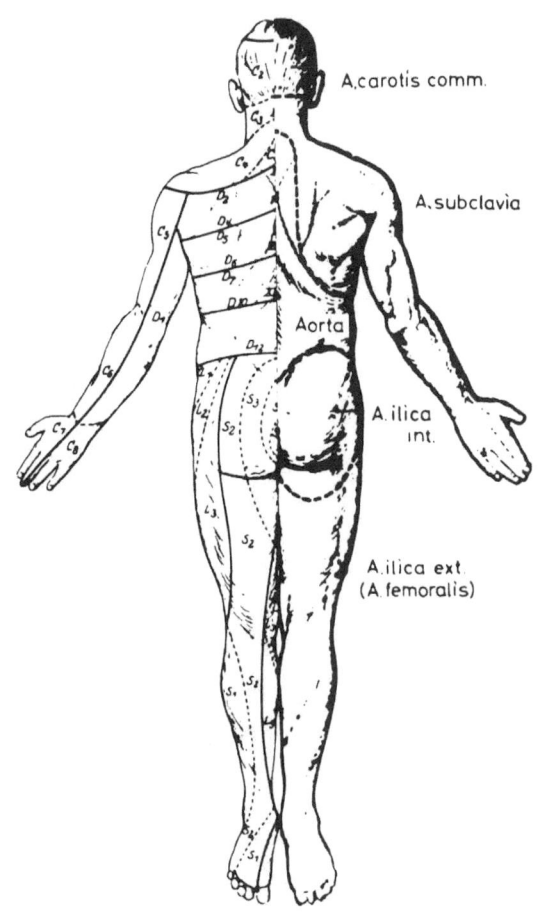

Abb. 7b.

Ordnet man die eingangs genannten Beispiele hier ein, so wären die Beispiele von PETTE als "Reizsyndrome" des cervicalen Grenzstranges des Sympathicus aufzufassen, ähnliches gilt von den Beispielen von DÖRING und LAUX. Der von mir eingangs geschilderte Fall wäre als Irritation des vegetativen Nervensystems im Bereich der A. subclavia durch eine Schußverletzung in der Nähe dieser Arterie zu verstehen, der andere als Irritation der A. iliaca interna durch eine Adnexitis. Beispiele der Irritation der übrigen Gefäßnerven und Sympathicusabschnitte haben wir publiziert.

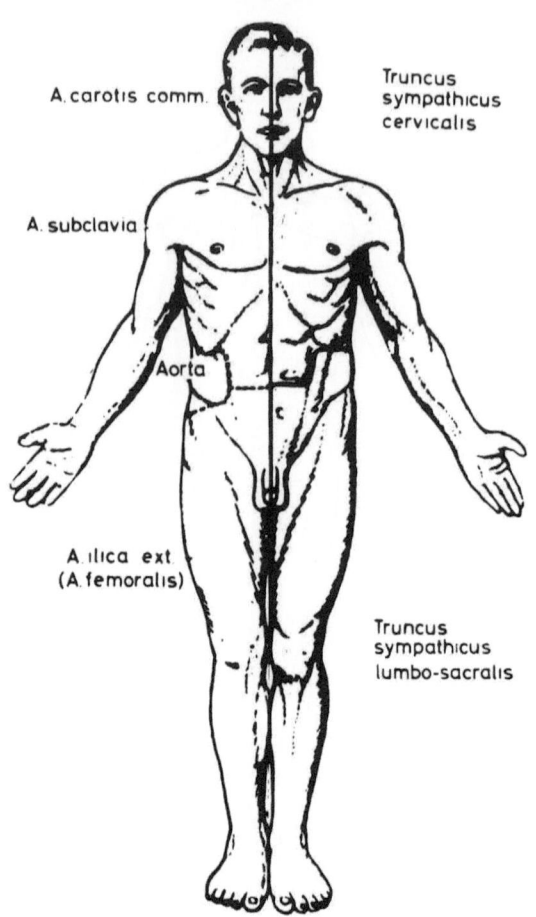

Abb. 8a u. b. Die cutanen Innervationsbereiche des Truncus sympathicus. Aus: GROSS, D.: Sensibilitätsstörungen bei Gefäßschäden. Ein Beitrag zur Topographie des Sympathicus. Nervenarzt 20, 361-365 (1949)

Zusammenfassung

Wie die klinische Beobachtung zeigt, gibt es schmerzhafte Reizzustände, d. h. Störungen des Schmerzgefühls, die sich diffus ausbreiten und zunächst eine vasale Topographie aufweisen. Diese sind in der Re-

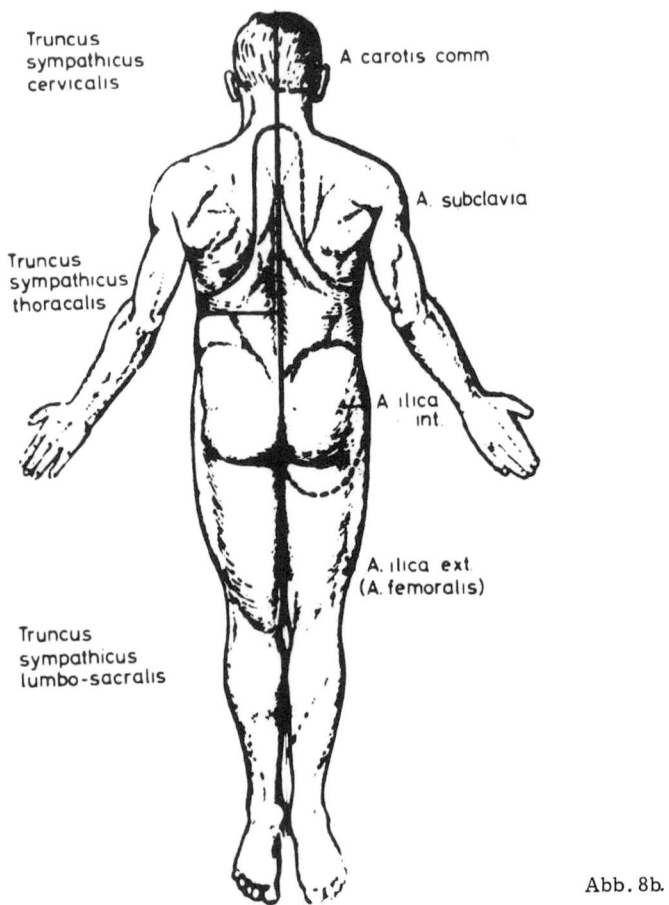

Abb. 8b.

gel von vasomotorischen, sekretorischen, trophischen und schließlich von psychischen Störungen begleitet. Benachbarte Arterien bilden einen Quadranten. Vegetative Reizsyndrome im Quadrant, das sogenannte Quadrantensyndrom, werden vor allem bei Erkrankungen oder Verletzungen des Grenzstranges des Sympathicus beobachtet.

Literatur

A. ARVANITAKI: Interactions électriques entre deux cellules nerveuses contigues. Arch. int. Physiol. $\underline{52}$, 381-407.

A. ARVANITAKI: Effects evoced in an axon by the activity of a contingous one. J. Neurophysiol. $\underline{5}$, 89-109 (1972).

A. AUERSPERG, Prinz von: Schmerz und Schmerzhaftigkeit. Berlin-Göttingen-Heidelberg: Springer 1962.

J.-A. BARRÉ: 1. Troubles nerveux réflexes. Extenso-progressifs, d'origine traumatique. Clermont-Ferrand: Imprimeries Mont-Louis 1945.

2. Trouble nerveux réflexes extenso-progressifs. Essai clinique, pathogénique, thérapeutique et médico-légal. Paris: Masson (1946).

1. und 2. : Congrès des médicines aliénistes et neurologistes de France (Genf und Lausanne).

J. A. CHAVANY: Syndrome névralgique facio-cervico-thoracobrachiale d'étiologie vraisemblablement sympathique. Presse méd. $\underline{47}$, 156-158 (1939).

G. DÖRING: Schmerz und vegetatives Nervensystem. Klin. Wchschr. 161-165 (1964).

U. EBBECKE: Der Schmerz als Reflexempfindung und Affekt. Naturwissenschaften $\underline{34}$, 336-343 (1947).

U. EBBECKE: Schmerz und Kausalgie. Dtsch. med. Wschr. $\underline{74}$, 133-136 (1949).

F. ERBSLÖH: Die neuropathologischen Grundlagen chronischer Schmerzzustände. Acta Neuroveg. (Wien) $\underline{6}$, 355-395 (1953).

F. ERBSLÖH: Über die körperl. Grundlagen d. Schmerzen. Med. Klin. $\underline{51}$, 877-884 (1956).

O. FÖRSTER: Die Leitungsbahnen d. Schmerzgefüges. München: Urban & Schwarzenberg 1927.

R. FONTAINE: Zit. n. R. LERICHE.

B. FRANKENHÄUSER: persönliche Mitteilung.

FROEHLICH: zit. n. R. LERICHE.

R. GRANIT: Fiber interaction in injured or compressed region of nerve. Brain 67, 125-140 (1944).

H. HEAD: Die Sensibilitätsstörung der Haut bei Visceralerkrankungen. Hirschwald 1898.

H. E. HERING: Beiträge zur allgemeinen Nerven- und Muskelphysiologie, 9. Mitteilung: Nervenreizung durch den Nervenstrom. S. Ber. Akad. Wiss. Wien, Math.-Naturwissenschaften, Klasse 89, 237-275 (1882).

H. H. JASPERS: Transmission of excitation between excised nonmyelinated nerves. An artificial synapse. J. cell. comp. Physiol. 2, 259-277 (1938).

B. KATZ: Electric interaction between two adjacent nerve fibres. J. Physiol. (Lond.) 94, 471-488 (1940).

KUNLIN: zit. n. R. LERICHE.

W. LAUX: Über Quadrantensyndrome. Basel: S. Karger 1958.

G. LAZORTHES: Le Système neurovasculaire. Paris: Masson 1949.

L. LEKSELL: Fiber interactions in injured or compressed region of nerve. Brain 67, 125-140 (1944).

R. LERICHE: Chirurgie des Schmerzes, 3. Aufl. Deutsche Übersetzung im Joh. Ambrosius-Barth-Verlag, Leipzig 1958.

Th. LEWIS: Experiments relating to cutaneous hyperalgesia and its spread through somatic nerve. Clin. Sci. 2, 373-423 (1936).

A. M. MONNIER: Transmission of excitation between excised nonmyelinated nerves. An artificial synapse. J. cell. compl. Physiol. 237, 655-682.

P. PETTE: Sensibilitätsstörung im Körperviertel bzw. Quadrant. Dsch. Z. Nervenheilk. 100, 143-164 (1927).

C. R. SKOGLUND: Fiber interaction in injured or compressed region on nerve. Brain 67, 125-140 (1944).

W. SPALTEHOLZ: Blutgefäße der Haut. In: Handbuch Haut- u. Geschl.-krkh., Bd. 1, S. 318. Berlin: Springer 1927.

K. SPECKMANN: Über die Hauthyperalgesie und histaminergische Nerven. Acta neureveg. (Wien) 7, 126-134 (1953).

Ph. STÖHR jr. : Bemerkungen über die Endigungsweise des vegetativen Nervensystems und über den Aufbau des Organismus. Acta neuroveg. (Wien) 1, 74-86 (1950).

J. TINEL: Les algies sympathiques. Presse méd. 29, 263-265 (1921).

J. TINEL: Le système nerveux vegatative. Paris: Masson 1937.

F. WALKER: Die Hautarterien des menschlichen Körpers. Dtsch. Z. Chir. 117 (1912).

G. WEDELL: The pattern of cutaneous innervation in relation to cutaneous sensibility. J. Anal. (Lond.) 75, 346-367 (1941).

WERTHEIMER: zit. n. R. LERICHE.

F. ZYPEN van der: Acta neuroveg. (Wien) 21, 41-78 (1960).

Schmerzprobleme aus der Sicht des Urologen

R. Hohenfellner

Als Urologen stehen wir vor einem schwierigen oder auch unlösbaren Problem. Es handelt sich um Patienten mit malignen Tumoren im Bereiche des kleinen Beckens, ausgehend vom weiblichen Genitale, Blase, Prostata oder dem Dickdarm. Im weiteren Verlaufe der Erkrankung kommt es zu tumorbedingten Harnabflußstörungen, zu Oligurie und Anurie, und wir stehen vor der Frage, eine lebensverlängernde Harnableitungsoperation vorzunehmen oder nicht. Die Indikation ist insbesondere bei jüngeren Patienten in noch gutem Allgemeinzustand, bei denen das Schmerzproblem zum Zeitpunkt der Anurie nicht im Vordergrund steht, schwierig. Führen wir die lebensverlängernde Harnableitungsoperation in Form einer Ureterocutaneostomie, eines Ileum- oder Colonconduit durch, so ergibt sich meist wenige Monate danach das Problem der Schmerzbekämpfung. Die Indikation zur Harnableitungsoperation ist somit eng mit den späteren Möglichkeiten der Schmerzbekämpfung verknüpft, da der Tod in der Urämie für den Patienten weit weniger qualvoll ist als in der mit unvorstellbaren Schmerzen verbundenen Tumorkachexie.

Meine Frage lautet daher: Welche Möglichkeiten der lokalen Schmerzbekämpfung in einer modernen Schmerz-Klinik gibt es, die eine Harnableitungsoperation zur Lebensverlängerung rechtfertigt und dem Patienten mehr oder minder unabhängig von seinem überlasteten Hausarzt einen Aufenthalt für die wenigen Monate, die er noch zu leben hat, im Kreise seiner Familie ermöglicht?

Schmerzprobleme aus der Sicht des Oto-Rhino-Laryngologen

W. Kley

Auch in der Hals-Nasen-Ohrenheilkunde und ihren Grenzgebieten gibt es chronische Schmerzzustände, die eine interdisziplinäre Zusammenarbeit wünschenswert erscheinen lassen. Ich möchte als Diskussionsgrundlage hier nur einige solcher chronischer Schmerzformen nennen, die den Patienten sehr beeinträchtigen können und für den Arzt oft eine Crux in der Behandlung darstellen.

Das ist einmal die Otalgie, der Ohrschmerz ohne erkennbare Ursache. Meist genügt ein kleiner Kältereiz, um ihn auszulösen.

Dann wäre das Costen-Syndrom zu erwähnen, ebenfalls Ohrschmerzen verursachend, ausgelöst aber durch eine Erkrankung des Kiefergelenkes.

Vielgestaltig ist das Bild der neuralgiformen Schmerzen im Ausbreitungsgebiet des Nervus trigeminus, wobei uns wegen der Nasennebenhöhlen natürlich besonders der 1. und 2. Ast interessiert.

Ein besonderes Problem sind dabei die atypischen Gesichtsschmerzen nach Kieferhöhlen- und Stirnhöhlenoperation. Sie veranlassen häufig zu mehrfachen Nachoperationen, wobei der Zustand von Operation zu Operation schlimmer wird. Die Patienten wandern von Arzt zu Arzt und sind Großverbraucher an Schmerzmitteln. Ich pflege sie als "Nebenhöhlenkrüppel" zu bezeichnen.

Heftige Schmerzen in der Mundhöhle, die den Patienten auf die Dauer seelisch zu Grunde richten können, werden verursacht durch chronische Mundschleimhauterkrankungen, wie z.B. den meist therapieresistenten Lichen ruber planus und auch durch die Glossodynie bzw. das Zungenbrennen mit bekannter oder unbekannter Ursache.

Breiten Raum in der hals-nasen-ohrenärztlichen Sprechstunde nimmt der chronische Halsschmerz ein. Die Verlegenheitsdiagnose lautet meist "chronische Pharyngitis". Dabei stehen aber die geklagten subjektiven Beschwerden häufig in keinem Verhältnis zum objektiven Befund. Da diese Schmerzen den Patienten nicht selten das ganze Jahr über oder doch zumindest über viele Monate eines Jahres belästigen und in ihrem Befinden beeinträchtigen, erscheint mir dieses Problem einer Diskussion wert, zumal alle bisherigen Behandlungsmethoden mehr psychischen als organtherapeutischen Effekt haben. Eine Anfälligkeit gegenüber Erkältungen und Infektionen mit einer Schwäche der Schleimhaut und des lymphatischen Systems stellt die Verbindung zur inneren Medizin und Immunologie her.

Chronische Kopfschmerzen sind nicht selten verursacht durch Halswirbelsäulenveränderungen. Da häufig weitere Symptome das HNO-Gebiet tangieren - ich erwähne hier nur Schwindelbeschwerden und Gleichgewichtsstörungen - ist eine Zusammenarbeit zwischen Orthopäden und Hals-Nasen-Ohrenarzt erforderlich.

Abschließend möchte ich noch zwei chronische Schmerzzustände im Halsbereich nennen, die sich bisher ebenfalls als sehr therapieresistent erwiesen: Zunächst der relativ seltene, aber sehr unangenehme Schmerz der A. carotis, auch Carotidodynie genannt, der ohne erkennbare Ursache auftreten kann oder aber nach mechanischer Alteration des Gefäßes, z. B. nach Massage der Halsmuskulatur.

Von wesentlich größerer Bedeutung aber ist ein chronischer Schmerzzustand, der zeitweise auftritt nach einer radikalen Halslymphknotenausräumung wegen irgendeiner Geschwulst im Kopf-Halsbereich. Da bei der sogenannten Neck-dissection die seitlichen Halsweichteile bis auf die A. carotis, den N. vagus, den Halsplexus und die tiefe Halsmuskulatur ausgeräumt werden, liegt die Haut später ohne Fettpolster den belassenen Halsweichteilen auf. Wir wissen heute noch nicht, wodurch diese Schmerzen ausgelöst werden, ob es sich dabei um echte Plexusschmerzen handelt oder aber um Schmerzzustände aufgrund der veränderten muskelmechanischen und wirbelsäulenstatischen Verhältnisse im Kopf-Hals-Schulterbereich.

Schmerzprobleme aus der Sicht des Chirurgen

F. Kümmerle

Wenn man als Chirurg zu Schmerzproblemen Stellung nehmen soll, denkt man zunächst an denjenigen Fachkollegen, der sich damit am intensivsten beschäftigt hat, an René LÉRICHE und seine Monographie "Die Chirurgie des Schmerzes", die er im Jahre 1958 publizierte.

Aus den vielen Schmerzsyndromen, die es in der Chirurgie gibt, möchte ich das abdominale Schmerzsyndrom herausgreifen, weil es besonders beispielhaft und vielfältig ist. In der Differentialdiagnose der Baucherkrankungen liefert uns die Analyse des Bauchschmerzes wichtige, oft entscheidende Hinweise.

Der viscerale Schmerz, von den Eingeweiden und dem visceralen Peritoneum ausgehend, imponiert als dumpfer Eingeweideschmerz, der somatische Schmerz, der seinen Ursprung im parietalen Peritoneum hat, als oberflächlicher brennender Hautschmerz. Der von den Eingeweiden herkommende, zur Körperoberfläche "übertragene" Schmerz hängt mit den sogenannten Headschen Zonen zusammen. Er nützt uns diagnostisch, ebenso wie er uns manchmal auf eine falsche Fährte lenkt.

Wenn ich eine Reihe von Beispielen anführe, so darf ich mit dem kolikartigen Bauchschmerz (Gallen- und Nierensteinkolik, Darmkolik) beginnen, der intermittierend ist, kommt und geht im Sinne von crescendo und decrescendo. Er ist Ausdruck der peristaltischen Anstrengungen der Muskulatur eines Hohlorganes gegen ein Hindernis anzukämpfen, um es zu überwinden. Der Schmerz bei entzündlichen Erkrankungen ist oft schwer zu fassen. Neben der lokalen oberflächlichen und tiefen Druckempfindlichkeit findet sich nicht selten ein Fernschmerz, der fernab vom Ort der eigentlichen Entzündung ausgelöst, am Sitz der Entzündung wirksam wird. Bei der Geschwürskrankheit von Magen und Zwölffingerdarm kennen wir den bohrenden, nach dem Rücken zu ausstrahlenden Penetrationsschmerz ebenso wie den plötzlich einsetzenden, mit Vernichtungsgefühl einhergehenden Schmerz bei der Perforation eines Magen- oder Zwölffingerdarmgeschwürs. Schließlich kommen diejenigen Bauchschmerzen in Betracht, die auf eine mangelnde Durchblutung der Bauchorgane zurückzuführen sind. Postprandiale Schmerzen bei Angina abdominalis sind Ausdruck eines Mißverhältnisses zwischen der geforderten, für die Verdauung notwendigen und der tatsächlichen Durchblutung der Abdominalgefäße. Zeigt der Schmerz hier nur eine Belastungsinsuffizienz an, geht er bei der intestinalen Ischämie, also beim akuten Mesenterialgefäßverschluß mit Todesangst einher, vergleichbar etwa dem ischämischen Schmerz beim Myokardinfarkt.

Demgegenüber verursachen die Carcinome des Magen-Darm-Kanals lange Zeit überhaupt keine Schmerzen. Diese treten erst dann auf, wenn der Krebs die Organgrenze durchbrochen und Anschluß gewonnen hat an die vegetativen Nervengeflechte seiner Nachbarschaft. Gerade hier, wo wir den Schmerz am wünschenswertesten erachten, wird die Theorie des Schmerzes im Sinne des "Warners" oder auch des "Hofhundes" ad absurdum geführt. Der Carcinomschmerz läßt infolge seiner chronischen Penetranz bald schon Todesahnung aufkommen. Theodor STORM, selbst an Magenkrebs erkrankt, hat ihn in seinem Gedicht "Beginn des Endes" beschrieben:

> "Ein Punkt nur ist es, kaum ein Schmerz,
> Nur ein Gefühl, empfunden eben;
> Und dennoch spricht es stets darein,
> Und dennoch stört es Dich zu leben."

Bei den meisten Baucherkrankungen kann der Schmerz glücklicherweise durch Beseitigung seiner Ursache ausgeschaltet werden. Bei allen entzündlichen Erkrankungen des Bauchraumes wird die Infektionsquelle verstopft bzw. der septische Herd ausgerottet. Bei Koliken werden z. B. die Gallenwege saniert oder im Falle einer Darmstenose der veränderte Darmabschnitt reseziert. Bei der Geschwürskrankheit stehen uns heute neben den resezierenden Verfahren bionome Operationen im Sinne der selektiven Vagotomie mit Drainageoperationen (Pyloroplastik) zur Verfügung. Schmerzen, die auf dem Boden von Mangeldurchblutung entstehen, können in geeigneten Fällen durch einen gefäßchirurgischen Eingriff in Sinn der Wiederherstellung der Strombahn beseitigt werden.

Der kausalen Schmerzbekämpfung stehen palliative schmerzlindernde Maßnahmen gegenüber. Problematisch ist z. B. die Bekämpfung des sehr hartnäckigen Schmerzsyndroms bei chronischer Pankreatitis. Meist handelt es sich um Kranke, die schon einmal oder mehrfach ineffektiv voroperiert wurden, nicht selten bereits um Toxikomane. Sofern sich keine kausale Operationsmöglichkeit (Drainageoperation oder Resektion) anbietet, Maßnahmen am Organ selbst also nicht aussichtsreich sind, können hier Eingriffe am vegetativen Nervensystem erwogen werden. Wir führen in solchen Fällen die doppelseitige Splanchnektomie mit gleichzeitiger Resektion des oberen Poles des Ganglion coeliacum durch. Durch diese Maßnahme werden alle afferenten Bahnen des Splanchnicusapparates durchtrennt. Im Falle peripankreatischer Verschwielungen unter Einbeziehung des Ganglions bedeutet dieser Eingriff gleichzeitig eine Art von Decortikation und Dekompression des Tripus Halleri, was sich vorteilhaft auf die Durchblutung auswirkt. Freilich müssen wir bei allen derartigen Eingriffen am vegetativen Nervensystem uns im klaren darüber sein, daß ihre Wirkung fast immer nur von begrenzter Dauer ist.

Am problematischsten ist schließlich die Schmerzbekämpfung beim inkurablen Krebs im Bereich des Bauchraumes. Ich denke hier vor allem an Carcinomrezidive, wie sie vom Oberbauch bis ins kleine Bekken möglich sind. Wann immer aussichtsreich, sollten derartige Rezidive ohne Resignation immer wieder angegangen werden, um sie gegebenenfalls ausrotten zu können. Die Grenzen sind uns hier aber eng gesteckt. Auch Eingriffe am vegetativen Nervensystem reichen in solchen Fällen nicht aus. Hier kommt die Durchtrennung der Schmerzbahn im vorderen Seitenstrang des Rückenmarks, die Chordotomie in Betracht, die in das Gebiet der Neurochirurgie fällt. Bevor man sich jedoch zu einem solchen Eingriff entschließt, sollten andere Möglichkeiten der Schmerzbekämpfung ausgeschöpft sein, z. B. die Chance, mit gezielten Schmerzblockaden zurecht zu kommen und - wie schon betont - lokale Rezidive anzugehen. Gerade beim inkurablen Krebsleiden scheint mir das interdisziplinäre Gespräch der im Einzelfall beteiligten Kliniker und insbesondere das Gespräch mit den Vertretern der "Schmerzklinik" von großem Nutzen, damit dem unheilbar Kranken seine ihm vom Schicksal gesetzte Lebensfrist so erträglich wie möglich gemacht wird.

Radiologische Schmerzbehandlung

J. Kutzner

Durch die Radiotherapie ist die Möglichkeit einer wirkungsvollen Schmerzbeeinflussung gegeben. Es ist dabei zu unterscheiden zwischen Schmerzen, die einerseits bedingt sind durch degenerative Veränderungen oder Verschleißerscheinungen, andererseits durch Tumor.

Bei den degenerativen Veränderungen steht an erster Stelle die Arthrose, insbesondere die Coxarthrose und Gonarthrose, sei es als Folge entzündlicher Veränderungen oder auch einfacher Verschleißerscheinungen, die zum Untergang des Gelenkknorpels geführt haben und einen reaktiven appositonellen Knochenanbau an den Rändern des Gelenkes bewirkten. Auch wenn röntgenologisch eine schwere Arthrose des Gelenkes nachweisbar ist, so ist dies jedoch nicht gleichzeitig stets mit einem Schmerzzustand verbunden, auch geringe Veränderungen können von starken Schmerzen begleitet sein. Der Radiotherapeut hat hier die Möglichkeit, durch Bestrahlung mit geringer Dosierung eine günstige Beeinflussung zu erreichen. Diese Arthrosenbestrahlung sollte im allgemeinen mit Dosen von 50 - 100 R zweimal in der Woche mit einer Gesamtdosis von 400 - 600 R durchgeführt werden. Gelegentlich können sich sogar Verkalkungen nach einer Entzündungsbestrahlung zurückbilden. Es sei hier das typische Bild der schmerzhaften Verkalkung, die Periarthritis humero-scapularis erwähnt, die auf eine Entzündungsbestrahlung gut anspricht. Ebenso besteht eine Indikation zur Entzündungsbestrahlung schmerzhafter degenerativer Wirbelsäulenveränderungen, insbesondere im Hals- und Brustwirbelbereich.

Es sei hier auch auf die guten Behandlungsergebnisse von MONDRY bei kaum beeinflußbaren Phantomschmerzen nach Amputationen hingewiesen, wobei nach einer chirurgischen Revision des Stumpfes eine Bestrahlung sowohl des Amputationsstumpfes als auch des Grenzstranges mit Dosen von 1200 - 1400 R erfolgte. Nach VON PANNEWITZ ist der Herpes zoster ebenfalls durch segmentäre Röntgenbestrahlung günstig zu beeinflussen, wobei nicht nur starke Schmerzlinderung, sondern auch ein schnellerer Rückgang bewirkt werden kann.

Obwohl es sich bei diesen Entzündungsbestrahlungen nur um relativ geringe Dosen handelt, die somatisch zu keinerlei Schädigungen führen, sollte die Indikation stets unter Berücksichtigung des Alters des Patienten gestellt werden und der älteren Generation vorbehalten bleiben.

Eine weitere Indikation zur Schmerzbestrahlung kann bei Tumorpatienten bestehen. Es handelt sich hier überwiegend um Knochenmetastasen, die immer ein Zeichen einer hämatogenen Metastasierung sind. Diese Knochenmetastasen zeich en sich durch einen intensiven Dauerschmerz aus, der mit Analgetica nur kurzzeitig und mit steigender Dosierung zu kupieren ist. Die Metastasierung betrifft überwiegend die Wirbelsäule, die Rippen, Becken sowie die proximalen Extremitätenknochen; die peripheren Extremitäten werden nur selten befallen. Durch eine Bestrahlung mit 3000 - 4000 R lassen sich diese Metastasen im Sinne einer palliativen Bestrahlung gut beeinflussen, meist läßt sich schon nach einer Dosis von 1000 R ein deutlicher Schmerzrückgang nachweisen. Aus Gründen der besseren Verträglichkeit fraktioniert man die Bestrahlung mit Einzeldosen von 200 - 500 R, wobei zur Schonung der Haut die Kobalt- oder Betatronbestrahlung der konventionellen Röntgenbestrahlung vorzuziehen ist. Gelegentlich können auch schnell wachsende Lymphknotentumoren in der Supraclavicular- oder Axillarregion, so beim Lympho- oder Reticulosarkom, zu einer Kompression eines Nerven oder Plexus führen und neben einem Totalausfall auch starke Schmerzen hervorrufen. Eine Bestrahlung mit 3000 - 5000 R bewirkt eine schnelle Rückbildung des Tumors und somit eine Entlastung des komprimierten Nerven. Das typische Bild des schmerzbegleiteten Tumors stellt der Pancoasttumor dar, wobei es sich um peri phere, in der Lungenspitze gelegene Bronchialcarcinome handelt, die zu einer Destruktion der Rippen oder auch Wirbel geführt haben und neurologische Ausfallserscheinungen wie ein Hornersyndrom und Brachalgien bewirken. Auch hier besteht eine Indikation zur Radiotherapie, wobei eine Dosis von 4000 - 6000 R angestrebt werden sollte.

Literatur

SCHERER, E.: Handbuch der medizin. Radiologie, Bd. XVII. Berlin-Heidelberg: Springer 1970.

Psychosomatische Aspekte des Schmerzes

D. Langen

Schmerz ist ein sehr komplexes Geschehen, das ohne die gleichzeitige Betrachtung psychophysischer Aspekte nicht faßbar ist. Nach der Auffassung von HASSLER ist der Schmerz eine Bewußtseinserscheinung kann somatisch wie psychisch beeinflußt werden.

Ich selber formuliere diese Zusammenhänge gerne so:
Schmerz ist immer eine Empfindung und ein Erlebnis zugleich.
Die Betonung liegt auf immer und zugleich. Läßt man einen der Gesichtspunkte aus, so erhält man nur Bruchteile des Gesamtgeschehens.

Das stellt für viele Teilprobleme des Schmerzes ein Dilemma dar, das schon mit der Meßbarkeit des Schmerzes beginnt. Überall, wo Bewußtseinsphänomene oder überhaupt psychologische Phänomene hineinspielen, wird die Objektivierung nach traditionellen naturwissenschaftlichen Maßstäben problematisch. Somit läßt sich Schmerz nur auf der Ebene einer "Eigenmatrix" messen.

Das gleiche gilt für die psychosomatischen Aspekte der Schmerzbehandlung. Bei ihnen fällt auf, wie wenig sich die Psychoanalyse oder andere analytische Schulen mit dem Schmerzproblem beschäftigt haben, bzw. die geringe Ergiebigkeit analytischer Behandlungen von Schmerzkranken im Gegensatz zu der großen Wirkung suggestiver Maßnahmen.

Da Schmerz eine Bewußtseinserscheinung ist, läßt sich mit allen Verfahren, die die Bewußtseinslage des Menschen verändern, auch das Schmerzgeschehen beeinflussen.

Eine der wichtigsten Methoden zur Änderung der Schmerzgeschehen ist die Hypnose, deren kürzeste und prägnanteste Definition als "partielles Wachsein oder partieller Schlaf" von O. VOGT (1897) stammt. Die Hypnose verändert die Bewußtseinslage auf zwei Ebenen: Sie engt das Bewußtsein auf den Hypnotisator ein und verringert die Bewußtseinshelligkeit. Schon diese beiden für die Hypnose wesentlichen Faktoren, vermindern den Schmerz und wirken dadurch analgetisch, wobei die topische Zuordnung für dieses Geschehen noch nicht ganz sicher ist. Der subcortical-thalamische Angriffspunkt aber läßt sich doch durch manche experimentelle Beobachtungen (SPENCER-PATERSON, BAROLIN, SOMMER) stützen.

Besonders interessant aber sind die Parallelen zwischen den stereotaktischen thalamischen Schmerzausschaltungen am caudalen Ventralkern (HASSLER 1968) und der hypnosuggestiven Analgesie:

1. Bei beiden Verfahren läßt der pathische Charakter des Schmerzes nach. Er wird dann ohne oder nur mit geringem Wehgefühl wahrgenommen. Es gibt unter Umständen kein Schmerzerlebnis mehr, sondern nur noch eine Wahrnehmung "spitz" mit einem geringen Wehgefühl.

2. Als weiterer psychosomatischer Aspekt einer derartigen Schmerzbehandlung spielt die Hemmung motorischer Impulse bei der Hypnose eine Rolle, da hierdurch die zentripetalen Weckreaktionen (arousal reactions), die in tiefen subcorticalen neuronalen Strukturen umgeschaltet werden, sich verringern.

3. Schließlich spielt auch der emotionelle Kontakt zum Hypnotherapeuten, dessen Führung man sich anvertraut, bei dem Zustandekommen einer analgetischen Wirkung aus psychologischer Sicht eine Rolle.

Ebenso wie die Heterohypnose können aber auch aktiv-autohypnoide Verfahren für eine Behandlung Schmerzkranker angeführt werden. Der gemeinsame Nenner dieser verschiedenen Möglichkeiten ist die schmerzverringernde Beeinflußung und die muskuläre Entspannung, die zu einem Nachlassen der zentripetalen Weckreaktionen mit dem abblendenden Einfluß auf die Formatio reticularis und von da aus über das limbische System zu einer affektiven Resonanzdämpfung und damit zu einer Veränderung des Schmerzerlebnisses führt.

Gleiches ereignet sich auf der psychologischen Ebene: Die Senkung der Bewußtseinslage ist bei allen konzentrativen Selbstversenkungsmethoden verbunden mit einer Einengung des Bewußtseins. Das Denken auf einen Punkt fixiert zu halten, der mit dem Schmerzerlebnis selbst nichts zu tun hat, wurde vom Übenden einer derartig aktivautohypnoiden Methode gelernt. Dabei fällt - um ein Bild zu verwenden - in einem abgedunkelten Raum der Lichtkegel der Aufmerksamkeit auf einen selbstgewählten Bezirk und wird dort gehalten, weil durch Übung die Fähigkeit verstärkt wurde, das Denken auf einen Punkt zu sammeln. Außerhalb dieses feststehenden Lichtkegels bleibt alles im Halbdunkel, so auch die schmerzhafte Irritation. Dies ist die psychophysiologische Deutung der autohypnoiden Hypalgesie.

Aus diesen Überlegungen ergeben sich einzelne wichtige therapeutische Konsequenzen, in jedem Bereich der Medizin, der es mit dem Schmerzphänomen zu tun hat:

1. Bei der Diagnostik von Schmerzphänomenen sollte man den psychophysischen Aspekt nie ganz außer Acht lassen, sondern ihn mit in die Gesamtdiagnostik einbeziehen.

2. In allen medizinischen Bereichen, in denen eine Verringerung des Schmerzerlebnisses wichtig ist, sollte die Motivation der Patienten für eine derartige Schmerzverringerung besser ausgenutzt werden. Schon geringfügige analgesierende Wachsuggestionen zeigen hier deutliche Wirkungen, die durch hypnotische Suggestionen noch erheblich intensiviert werden können.

3. Besteht Zeit und Möglichkeit zur Vorbereitung, was ja bei allen chronischen Schmerzsyndromen der Fall ist, so sollte man die aktiv-autohypnoiden Methoden zur Verringerung des Schmerzerlebnisses mit verwenden, wenn man ihnen den wesentlichen An-

teil an der Behandlung des Schmerzgeschehens überläßt, wie das gerade bei Phantomschmerzkranken unbedingt zu befürworten ist. Hier handelt es sich um Menschen, die eine abnorme Verarbeitung von schmerzhaften Geschehen zeigen.

Literatur

BAROLIN, G. S.: Hypnotisch veränderte Wahrnehmungsqualitäten und ihre hirnelektrische Objektivierbarkeit. In: LANGEN, D., SPOERRI, Th., (Hrsg.): Hypnose und Schmerz . Basel: Karger 1968.

CHERTOK, L., LANGEN, D.: Psychosomatik der Geburtshilfe. Stuttgart: Hippokrates 1967.

GROSS, L., LANGEN, D., (Hrsg): Schmerz und Schmerztherapie. Stuttgart: Hippokrates 1971.

HASSLER, R. (Hrsg): Trigeminusneuralgie. Stuttgart: G. Thieme 1970.

LANGEN, D.: Kompendium der medizinischen Hypnose, 3. Aufl. Basel: Karger 1972.

LANGEN, D.: Die gestufte Aktivhypnose, 4. Aufl. Stuttgart: G. Thieme 1972.

LANGEN, D., SPOERRI, Th. (Hrsg.): Hypnose und Schmerz. Basel: Karger 1968.

SOMMER, H.: Hirnelektrische Reizantworten bei suggerierter Anästhesie. In: LANGEN, D., SPOERRI, Th. (Hrsg.): Hypnose und Schmerz. Basel: Karger 1968.

Hypnose und Schmerz

J. Lassner

Als Hypnose wird ein Bewußtseinszustand bezeichnet, dessen Wesen in einer Formbarkeit der Umweltbeziehungen besteht. Dies bringt es mit sich, daß sowohl der sogenannte Realitätsbezug wie das Verhalten zu den Mitmenschen einer Umgestaltung fähig wird.

Das Erlebnis des Zustandes, der als "Schmerz" das Bewußtsein erfüllt, wird dadurch ebenfalls wandlungsfähig. Für das Verständnis aller Schmerzbehandlung ist diese Wandelbarkeit von entscheidender Bedeutung. Tritt sie in der Hypnose ganz besonders deutlich hervor, so ist sie doch auch bei anderen therapeutischen Beziehungen möglich. In dieser Hinsicht wird also die Anwendung der Hypnose zu einem Mittel der Forschung und des besseren Verständnisses des Schmerzerlebens. Andererseits gewährt sie die Möglichkeit einer Umgestaltung des Erlebnisinhaltes in einer solchen Form, daß je nach den Umständen Erleichterungen oder auch Schmerzfreiheit zustandekommen können.

In Fällen, in denen das Schmerzempfinden einen Persönlichkeitswert hat, den der Patient nicht aufzugeben fähig oder bereit ist, kann für das schmerzhafte Empfinden anderes substituiert werden und dadurch eine Verbesserung in den sozialen Möglichkeiten des Patienten geschaffen werden.

Von ganz besonderem praktischem Interesse ist die Anwendung der Hypnose in der Erleichterung der Geburtsbeschwerden und schließlich im Zusammenhang mit chronischen Schmerzzuständen, insbesondere bei Krebskranken. Die Methodik ist im letzten Jahrzehnt durch die sehr ingeniösen Verfahren von Milton ERICKSON erheblich bereichert worden.

Literatur

ERICKSON, M. H.: Advanced Techniques of Hypnosis and Therapy. New York: Grune E. Stratton 1968.

FREY, R.: Hypnose und Hypnonarkose. In: FREY, HÜGIN, MAYERHOFER: Lehrbuch der Anaesthesiologie, Reanimation und Intensivtherapie, III. Aufl. Berlin-Heidelberg-New-York: Springer 1972 (hier weitere Literatur).

LASSNER, J.: Anaesthesiologie. In: FRANKL, v. GEBSATTEL, SCHULTZ: Handbuch der Neurosenlehre und Psychotherapie, München-Berlin: Urban u. Schwarzenberg 1957.

LASSNER, J.: Hypnosis in Anaesthesiology. Schriftenreihe Anaesthesiologie und Wiederbelebung, Bd. 2. Berlin-Göttingen-Heidelberg-New York: Springer 1964.

Schmerzprobleme aus der Sicht des Gynäkologen und Geburtshelfers

K. Martin

Die Schmerzprobleme in der Gynäkologie sind mannigfaltig und entsprechen weitgehend denen anderer Fachdisziplinen. Das Schmerzproblem in der Geburtshilfe hingegen weist zwei Besonderheiten auf. Einmal stellt die Geburt wahrscheinlich einen der wenigen physiologischen Vorgänge dar, der bei der Frau mit Schmerzen einhergeht. Die Ansichten über die Bedeutung dieses Geburtsschmerzes sind unterschiedlich, wobei die Annahme am wahrscheinlichsten ist, daß die Schwangere durch die Schmerzen auf das Nahen der Niederkunft aufmerksam gemacht wird, um so Gefahren durch eine unerwartete Geburt sowohl für sich selbst als auch für das Kind abwenden zu können.

Die Schwangere erwartet heute vom Geburtshelfer die Erleichterung der Geburt durch das Herabsetzen des Geburtsschmerzes auf ein erträgliches Maß bei einem möglichst hohen Grad an Sicherheit für das Leben und die Gesundheit von Mutter und Kind. Daneben sollen Angst und Spannung vermindert bzw. ausgeschaltet werde, um dadurch den Circulus vitiosus ANGST - SPANNUNG - SCHMERZ an irgendeiner Stelle zu durchbrechen.

Dieses Ziel kann einmal erreicht werden durch eine psychologische Geburtsleitung, die im Erfolgsfall sicher die ideale Methode darstellt. Auf der anderen Seite stehen die medikamentösen geburtserleichternden Maßnahmen, wobei beide Methoden keine Gegensätze bedeuten, sondern sich vielmehr sinnvoll ergänzen sollen. Bei der medikamentösen Geburtserleichterung stehen Substanzen zur Verminderung des Geburtsschmerzes zur Verfügung, wie zentral wirkende Analgetica und Inhalationsnarkotica sowie solche zur Verminderung von

Angst und Spannung, zu denen Sedativa und vor allem Tranquilizer zählen, wobei sich die Kombination eines Tranquilizers mit einem Analgeticum als zweckdienlich erwiesen hat.

In den letzten Jahren haben die Leitungsanaesthesien in der Geburtshilfe wieder mehr an Bedeutung gewonnen, und zwar vor allem dadurch, daß es bei Einhaltung gewisser Dosierungsrichtlinien praktisch keine narkosebedingte Depression des Neugeborenen gibt, die Gefahr der Aspiration bei der Mutter entfällt und schließlich eine Reihe dieser Verfahren vom Geburtshelfer selbst durchgeführt werden kann. Hierbei kommen vor allen Dingen die Peridural- und Spinalanaesthesie in Betracht, Verfahren, die jedoch dem Arzt vorbehalten bleiben sollten, der auch die kombinierte Allgemeinnarkose sowie die Behandlung der narkosebedingten Komplikationen beherrscht. Hingegen stellen die Paracervicalblockade während der Eröffnungsperiode sowie die Pudendusanaesthesie in der Austreibungsperiode Methoden dar, die vorwiegend vom Geburtshelfer selbst angewandt werden.

Schließlich noch ein Wort zur Allgemeinnarkose, die beim Kaiserschnitt und bei vaginalen operativen Entbindungen unter Zeitdruck heute nahezu eine Selbstverständlichkeit darstellt, zumal die kompetent durchgeführte Allgemeinnarkose nicht zu einer Depression des Feten führt. Nach der Einführung der sog. Kurznarkotica erfreuten sich diese einer immer größeren Beliebtheit beim Geburtshelfer zur Erzielung einer kurzdauernden Ausschaltung des Bewußtseins beim Durchtritt des kindlichen Kopfes. Dabei sollte sich jedoch der Geburtshelfer stets der Tatsache bewußt bleiben, daß es keine "kleine" Allgemeinnarkose gibt, sondern daß auch bei einer Kurznarkose alle Komplikationen auftreten können wie bei längeren Eingriffe, ja daß diese z.T. gehäuft auftreten können, da die Patienten in der Regel nicht entsprechend auf die Narkose vorbereitet werden können.

Bei allen geburtserleichternden Maßnahmen müssen wir der zweiten Besonderheit gedenken, welche die Geburtshilfe gegenüber den anderen Fachdisziplinen aufweist, nämlich der Tatsache, daß wir es mit zwei Lebewesen zu tun haben. Dabei ist darauf zu achten, daß kein nachteiliger Einfluß auf das Verhalten des Kindes während und nach der Geburt entsteht, da nahezu alle Medikamente auf das Kind übergehen, wobei die wichtigste Nebenwirkung beim Kind die Atemdepression darstellt.

Abschließend sei betont, daß die Geburtserleichterung nicht nur eine Frage der Schmerzlinderung und damit einen gewissen Luxus darstellt, sondern daß sie auch zur objektiven Verbesserung der geburtshilflichen Resultate beiträgt. Die Erfahrung hat nämlich gezeigt, daß ein Übermaß an Schmerzen in Verbindung mit Angst und Spannung zu Wehenstörungen und somit zu einer Protrahierung der Geburt führen kann, während schmerzlindernde Maßnahmen die Häufigkeit dieser uterinen Dystokien vermindert und sich somit vorteilhaft sowohl für die Mutter als auch für das Kind auswirken, so daß das vergleichsweise geringe Risiko, welches jede medikamentöse geburtserleichternde Maßnahme in sich birgt, vertretbar erscheint.

Schmerzprobleme aus der Sicht des Psychiaters

U. H. Peters

Der Neuro-Psychiater scheint auf den ersten Blick wenig bis nichts mit dem Problem Schmerz und Schmerzbekämpfung zu tun zu haben. Ein chronischer Schmerz breitet sich entweder im Versorgungsgebiet eines sensiblen Nerven aus und stellt demnach eine Neuralgie dar, welche in die Hand des Neurologen gehört. Oder aber der Schmerz ist symbolischer Ausdruck eines inneren Konfliktes oder ist sonst in anderer Weise psychogen, dann wird von Psychoanalytikern und anderen Psychotherapeuten erwartet, daß sie in Aktion treten.

Die tägliche Praxis lehrt aber, daß Schmerz ein den Neuro-Psychiater ständig begleitendes Problem ist. Es ist einerseits eine seiner häufigsten und schwierigsten, andererseits aber auch dankbarsten und besonders ärztlichen Aufgaben. Das hängt vordergründig schon einmal mit der Auswahl der Patienten zusammen, welche zum Neuro-Psychiater kommen. Wie bei jeder medizinischen Disziplin hat die allgemeine Gesellschaft ein festes Auswahlfilter vor die Überweisung zum Psychiater geschaltet, das im einzelnen zu untersuchen hier nicht unsere Aufgabe ist. Was den Schmerz betrifft, hat es zum Ergebnis, das eine Überweisung nicht erfolgt, weil der Schmerz aus dieser oder jener Ursache heraus aufgetreten ist; Maßstab ist vielmehr der Grad der Abweichung vom Normalen. Wenn also ein Kopfschmerz schon 10 oder 20 Jahre besteht, den Betreffenden arbeitsunfähig macht und der Hirntumor schon längst mit allen Mitteln moderner Diagnostik ausgeschlossen wurde; wenn die Migräne sich schon in täglichen Anfällen äußert und zu einer Depression geführt hat; wenn der Phantomschmerz zu einem Selbsttötungsversuch geführt hat; wenn aufgrund eines Schmerzsyndroms bereits seit Jahren eine Analgetica-Sucht oder Morphium-Sucht besteht; wenn der Schmerz als vegetativer Schmerz eine von äußeren Einflüssen scheinbar unabhängige Eigengesetzlichkeit gewonnen hat; wenn in der Algolagnie in widersinniger Weise das Schmerzerlebnis absichtlich herbeigeführt wird; oder wenn schließlich auch die Schmerzklinik ihre Bemühungen aufgeben muß - dann wird der Neuro-Psychiater bemüht.

Erwin STENGEL in Sheffield hat einmal unter Nicht-Medizinern eine Umfrage veranstaltet, welche Bedeutung sie der Neuro-Psychiatrie bei der Schmerzbehandlung beimessen. Die Nichtmediziner wurden gefragt, welche Ärzte sie bei Schmerzen konsultieren würden. Wenn überhaupt, tauchten die Neuro-Psychiater erst am Ende der Liste auf. Ein ähnliches Bild ergab sich bei Medizinstudenten, bei denen nur 23 von 82 glaubten, daß die Psychiatrie bei der Schmerzbekämpfung eine sehr wichtige Rolle spiele. Das macht es vielleicht verständlicher, warum es auch heute nur mühsam gelingt, die jüngeren Kollegen an der Klinik für die Schmerzbehandlung zu begeistern.

Es hängt auf der anderen Seite wohl in erster Linie mit der seit Jahrzehnten zu beobachtenden Ausdehnung des Zuständigkeitsbereiches der Psychiatrie zusammen, daß Schmerz zu den allerhäufigsten Krankheitszuständen gehört, deren Behandlung vom Psychiater erwartet wird. Man kann ferner davon ausgehen, daß kein Schmerz - ganz gleich, welches seine Bedingungen sonst sind - ohne Beteiligung der Psyche zustande kommen kann. Im Koma, im epileptischen Anfall oder in der Narkose gibt es weder Schmerzreaktion noch ein erkennbares Schmerzerlebnis. Da es andererseits beim Neugeborenen wohl Schmerzreaktion aber noch kein - wie die meisten meinen - Schmerzerlebnis gibt, hat man die Hypothese von einem besonderen Schmerzgedächtnis aufgestellt, in das alle Schmerzerlebnisse eingespeichert werden, was zur Erhaltung des Individuums auch durchaus zweckmäßig erscheint. Schmerzerinnerungen können dann aber aus krankhaften Ursachen ähnlich wie bei Halluzinationen selbständig hervortreten und können dann selbstverständlich nicht mehr am Erfolgsorgan behandelt werden.

Es würde zu weit führen, hier alle Formen des Schmerzes aufzuzählen, mit denen sich der Neuro-Psychiater evtl. zu befassen hat. Die Bilder unterscheiden sich im großen und ganzen nicht vom Krankengut anderer medizinischer Disziplinen. Es kommen nur, wie wir schon anzudeuten versucht haben, einige zusätzliche Bedingungen hinzu. Auch von unserem Fachgebiet aus stellt sich das Schmerzproblem daher als ein zwangsläufig multidisziplinäres Problem dar, das den einzelnen Arzt ohne die Hilfe der Kollegen anderer Disziplinen hilflos erscheinen läßt. Wir brauchen deshalb an dieser Stelle nicht alle Mittel aufzuzählen, mit welchen der Neuro-Psychiater den Schmerz bekämpft. Sie reichen von der bescheidenen Rotlichtlampe bis zum Neurolepticum, das u. E. eine der wesentlichsten Bereicherungen der Schmerzbekämpfung in den letzten Jahrzehnten darstellt (obwohl es keine analgetische Wirkung hat) und bei kluger Anwendung viele hartnäckigste Schmerzformen entweder zu beseitigen oder auf unbedeutende Reste zu reduzieren vermag.

Schmerzprobleme aus der Sicht des Neurologen

F. Regli und M. Demmering

Die Schmerzempfindung als typisch subjektive Wahrnehmung ist von zahlreichen individuellen Faktoren (Bewußtseinslage, Aufmerksamkeit, Gedächtnis) und psychologischen Momenten abhängig. Unsere Kenntnisse sind diesbezüglich noch recht lückenhaft. So wissen wir z. B. noch nicht, inwieweit der cerebrale Cortex und speziell der Gyrus postcentralis eine Bedeutung in der Schmerzerkennung haben.

Wir lernen, daß Reize an den freien Nervenendigungen in der Haut (sogenannte Nociceptoren) Impulse in dünnbemarkte Deltafasern und unbemarkte C-Fasern auslösen, die durch die dorsale Wurzel in das Hinterhorn des Rückenmarks gelangen. Dort, hauptsächlich aus Neuronen der Lamina IV, entsteht die zweite Schmerzbahn - der Tractus spinothalamicus - welcher zum größten Teil auf die gegenüberliegende Seite hinüberkreuzt und die Schmerzimpulse endlich zum posterolateralen ventralen Thalamuskern führt. Es ist verständlich, daß eine solche vereinfachte Schematisierung nicht befriedigt. Die Erfahrungen in der Schmerzchirurgie lehren uns, daß Eingriffe wie Rhizototomie, Chordotomie, Tractotomien und Thalamusoperationen in der endgültigen und anhaltenden Schmerzbefreiung häufig versagen.

Wir wissen heute, daß andere, teilweise noch ungenau definierte Receptoren und Schmerzverbindungen - wie der Tractus spinoreticularis und der Tractus spinotectalis - existieren, und daß Schmerzempfindungen nicht nur vom oben erwähnten "thalamischen Schmerzzentrum" allein, sondern auch von anderen Strukturen aus hervorgerufen werden können: z. B. den unspezifischen intratalaminären Thalamuskernen, dem Centrum medianum und der grauen Substanz um den Aquaeduct.

Mehrere Schmerzeigenschaften (wie Hyperalgesie, Kausalgien, Phantomschmerz, Auftreten von Schmerzen nach einer Latenzzeit, Bestehenbleiben des Schmerzes nach Reizausschaltung, Verneinen von Schmerzen unter speziellen psychologischen Verhältnissen) können nur erklärt werden, wenn besondere Kontrollvorrichtungen in die afferenten Einflüsse eingebaut werden.

Die im Jahre 1965 von MELZACK und WALL beschriebene "Gate-Control-Theorie des Schmerzes" erlaubt die mögliche Arbeitsweise eines solchen Mechanismus zu studieren.

Nach Auffassung dieser Autoren besitzt die Substantia gelatinosa Rolandi eine wichtige modulierende Funktion in der Übermittlung von Informationen aus der Peripherie. Die in ihr enthaltenen kleinen Nervenzellen, die untereinander auf mehreren Segmenthöhen in Verbindung stehen, erhalten kontinuierliche Informationen von den peripheren Afferenzen und bilden dichte synaptische Kontakte mit den Dendriten des zweiten sensiblen Neurons: auf diese letzten üben sie unter normalen Voraussetzungen einen hemmenden Einfluß aus. Bei Anwendung feiner cutaner Reize werden die entsprechenden Impulse zuerst durch dickere Nervenfasern zentralwärts geleitet. Diese Afferenzen setzen die Neurone der Substantia gelatinosa Rolandi durch Axoncollaterale in Erregung. Daraus resultiert, daß ankommende Impulse zum zweiten sensiblen Neuron teilweise blockiert werden, so daß nur wenige, besser kontrastierte Informationen supraspinal geleitet werden. Werden in der Folge mehr und mehr cutane Receptoren stimuliert, dann entsteht eine Adaption in den dickeren Afferenzen, während die Zahl der aktivierten dünneren afferenten Nervenfasern immer größer wird. Diese - im Gegensatz zu den dickbemarkten Axonen - blockieren die Neuronen der Substantia gelatinosi Rolandi. Deren Kontrollfunktion auf das zweite sensible Neuron fällt damit aus, und somit werden beliebige Impulse zum Thalamus geleitet, unabhängig von ihrer informativen Bedeutung. Diese Hypothese bietet ein brauchbares Modell, um einige abnorme Schmerzzustände zu erklären, wie die Hyperpathien bei Stumpfschmerzen, bei

Anaesthesia dolorosa, bei postischämischen Druckparesen und bei postherpetischen Neuritiden. Bei solchen krankhaften Veränderungen sind mehrere bemarkte Nervenfasern zugrundegegangen. Die cutanen Reize benützen somit fast ausschließlich dünnere C-Fasern: Eine schnell stattfindende zeitliche und räumliche Summation dieser Impulse erreicht das Rückenmark und das Gehirn, ohne daß sie von den Nervenzellen der Substantia gelatinosa Rolandi adäquat gefiltert werden. Das Resultat ist das wohl bekannte Phänomen der Provokation unerträglicher Schmerzempfindung durch nicht primäre Schmerzreize, wie z. B. feine Berührungen und vibratorische Stimuli.

Obwohl diese Schmerztheorie von MELZACK und WALL in der Folgezeit verschiedentlich angezweifelt wurde (Schmidt und Iggo), stellt sie doch eine gute Erklärungsmöglichkeit dar für kürzlich wieder beschriebene Behandlungen der therapieresistenten Kausalgie: MEYER und FIELDS und WALL und SWEET konnten durch eine selektive Reizung der dicken schnell leitenden A-Fasern des peripheren Nerven - bis jeweils beim Patienten Paraesthesien im stimulierten Nervengebiet auftraten - Schmerzfreiheit in diesem Gebiet erzielen.

Es besteht kein Zweifel, daß andere Steuermechanismen von der Hirnrinde aus, von Thalamuskernen, vom Kleinhirn und von der Formatio reticularis auch im Spiele sind - unter Benützung descendierender Bahnen - um unerwünschten afferenten Impulsen entgegenzuwirken. Bis heute sind aber unsere Kenntnisse über solche spinale und supraspinale Kontrollapparate recht dürftig. Gelingt es uns einmal, die physiologischen Grundlagen solcher Filtervorgänge zu identifizieren und ihre pharmakologischen Eigenschaften kennenzulernen, dann wäre auch eine gezielte Schmerzbehandlung möglich.

In dieser Forschungsrichtung haben wir als Kliniker die nicht unwesentliche Aufgabe, eine sorgfältige Analyse der individuellen Schmerzeigenschaften und deren auslösende Faktoren zu studieren. Dabei dürfen wir nicht den Fehler machen, alle Schmerzen in vorgefaßte, stereotype Kategorien einteilen zu wollen.

Am Beispiel der "vasculären Gesichtsschmerzen" möchten wir die Wichtigkeit einer sorgfältigen Schmerzanalyse aufzeigen (Regli). Es handelt sich um Patienten mit intensiven Gesichtsschmerzen, tief lokalisiert, klopfend, bohrend. Die Gesichtsgrenzen können überschritten werden. Sie halten sich nicht an die Grenzen eines cutanen Nervens, sondern breiten sich entsprechend dem Verlauf der Arteria carotis externa oder ihrer Hauptstämme aus, wie der Arteria facialis oder Arteria maxillaris. Da die Arteria carotis externa auch Hals, Schädelwand und Hinterkopf mit Blut versorgt, kann man verstehen, daß die im Gesicht beginnenden Schmerzen auch zum Kopf, Hals und Nacken ausstrahlen können. Nicht selten ist die Carotis externa während einer Schmerzphase druckempfindlich. Die Schmerzen dauern in der Regel nicht länger als einige Stunden, z. T. können sie den ganzen Tag anhalten. Ein Tag-Nachtrhythmus besteht offenbar nicht. Auch eine andere strenge Periodik fehlt. Es gibt intermittierende Verläufe, bzw. es bestehen anhaltende Schmerzen, bzw. es wechseln kontinuierliche mit periodischen Schmerzzuständen. Die vegetativen Symptome sind nur diskret. Recht häufig nehmen die Schmerzen bei psychischen Belastungen sowie bei Wetterumschlägen zu. Wichtig ist noch die familiäre Belastung: Man findet eine signifikant gehäufte Migräne und ebenfalls vasculäre Gesichtsschmerzen. Besonders ungünstig wirken sich unnötig vorgenommene chirurgische Eingriffe aus. Und damit wären wir wieder bei der Notwendigkeit einer sorgfältigen Schmerzanalyse.

Wenn man die oben geschilderten Gesichtsschmerzen nicht den Gesichtsneuralgien, der Migräne oder symptomatischen Gesichtsschmerzen zuordnen kann, so werden oft nichtssagende Bezeichnungen wie "atypische Gesichtsschmerzen" oder Kopfneuralgien angewendet. Diese Patienten haben oft eine große Zahl von Therapieversuchen hinter sich: Nervenexhairese, Nervenblockade, Kieferhöhlenexploration, Zahnextraktion und eine große Zahl von Medikamenten, ohne daß ein therapeutischer Effekt erzielt worden wäre.

Aufgrund der genauen Schmerzanalyse kann man sie als "vasculäre Gesichtsschmerzen" diagnostizieren. Es bleibt offen, ob die für die Schmerzauslösung verantwortliche Gefäßdysregulation durch eine Vasomotorenlähmung oder durch eine aktive Vasodilation bedingt ist. Interessant ist jedenfalls, daß durch systematische Gaben von Dihydroergotamin oder Methysergid diese Gesichtsschmerzen gut beeinflußt werden können, durch chemische Stoffe also, die eine zentrale, gefäßregulierende und periphere vasoconstrictorische Wirkung haben.

Literatur

IGGO, A.: Kritische Bemerkungen zur Gate-Control-Theorie. In: Schmerz: Grundlagen-Pharmakologie-Therapie (R. JANZEN, W. KEIDEL, A. HERZ, C. STREICHELE, Hrsg.). Stuttgart: G. Thieme 1972.

MELZACK, R., WALL, P. D.: Pain Mechanismus: A New Theory. Science 150, 971-979 (1965).

MEYER, G. A., FIELDS, H. L.: Causalgie treated by selective large fibre stimulation of peripheral nerve. Brain 163-168 (1972).

REGLI, F.: Gesichtsneuralgien und vasculäre Gesichtsschmerzen. Praxis 58, 210-215 (1969).

SCHMIDT, R. F.: Die Gate-Control-Theorie des Schmerzes: eine unwahrscheinliche Hypothese. In: Schmerz: Grundlagen-Pharmakologie-Therapie (R. JANZEN, W. KEIDEL, A. HERZ, C. STREICHELE, Hrsg.). Stuttgart: G. Thieme 1972.

WALL, P. D.: Pain, itch, and vibration. Arch. Neurol. (Chic.) 2, 365-375 (1967).

Schmerzprobleme aus der Sicht des Kieferchirurgen

H. Scheunemann

Es beschäftigt uns hier nicht der klar deutbare Schmerz bei einer akuten odontogenen Infektion, sondern hauptsächlich rezidivierende Schmerzzustände, bei denen der leidgeprüfte Patient das interdisziplinäre Gespräche bereits selbst eröffnet hat und eine Liste der konsultierten Ärzte vorlegt. Selten liegt in diesen Fällen eine echte Trigeminusneuralgie vor, und es steht die wenig befriedigende Diagnose eines "altypischen Gesichtsschmerzes" im Raum.

In aller Gründlichkeit ist noch einmal zu untersuchen, ob eine klinisch symptomlose chronische Ostitis im Kieferbereich als Ursache für die Schmerzen in Frage kommt. Neben der Röntgenkontrolle muß eine Vitalitätsprüfung aller vorhandenen Zähne vorgenommen werden. Bei derartigen unklaren Schmerzzuständen im Kiefer- und Gesichtsbereich empfehlen wir die Extraktion pulpentoter Zähne und die Beseitigung einer chronischen Ostitis.

Es ist dringend erforderlich, darauf hinzuweisen, daß die Effektivität aller Behandlungsmaßnahmen in jedem Einzelfall registriert werden muß. Keinesfalls darf man sich zur Extraktion gesunder Zähne und zu operativen Eingriffen ohne klinisch faßbaren Grund drängen lassen. Patienten, die von Operateur zu Operateur wandern, sollte man besonders beachten und bei ihnen rechtzeitig eine neurologische Untersuchung oder gegebenenfalls eine psychotherapeutische Beratung durchführen lassen.

Nicht unerwähnt bleiben darf die Tatsache, daß der Schmerz als Symptom bei Tumoren uncharakteristisch ist. Wenn keine Superinfektion vorliegt, wachsen Plattenepithelcarcinome der Mundhöhle schmerzlos und werden wegen mangelnder Beschwerden von den Patienten oft über Monate ignoriert. Im Gegensatz dazu fanden wir schmerzhaft wachsende Tumoren, z. B. Retothelsarkome und Zylindrome. In Einzelfällen klagten die Patienten zunächst über atypische Gesichtsschmerzen, ohne daß eine tumoröse Neubildung im Bereich der Mundhöhle zu erkennen war. Wir müssen bei Schmerzen unklarer Genese in jedem Fall eine Geschwulst ausschließen, wobei neben der gründlichen Inspektion eine Röntgenkontrolle des Schädels unerläßlich ist.

Besondere Probleme ergeben sich bei Schmerzzuständen, die in Verbindung mit einem fortgeschrittenen Tumorwachstum stehen. Vor der Verabfolgung von Opiaten ist zu prüfen, ob die Ausschaltung eines peripheren Trigeminusastes hier palliativ helfen kann. Im Abschnitt "Schmerzprobleme aus der Sicht des Neurochirurgen" wird auf die technischen Fortschritte der Elektrokoagulation am Ganglion Gasseri hingewiesen. Abschließend noch eine kurze Bemerkung zu Schmerzzuständen, die durch eine Fehlbelastung des Kiefergelenks bedingt sind und nicht immer zurecht unter dem Sammelbegriff Costen-Syndrom zusammengefaßt werden. Liegt eine gestörte Okklusion im Kieferbereich vor und fehlen im Seitenzahnbereich die Stützzonen, so muß man mit degenerativen Veränderungen im Bereich der Kiefergelenke rechnen. Die Patienten klagen dabei meist über Schmerzen, die in die Temporalregion, in das Ohr, in die Halsregion oder in die Zunge ausstrahlen. Im Kapitel "Schmerzprobleme aus der Sicht des Oto-Rhino-Laryngologen wurde bereits darauf hingewiesen. Bevor man eine lokale Blockadetherapie durchführt, sollte man die Patientin einem erfahrenen Zahnarzt vorstellen, der durch Eingliederung eines funktionstüchtigen Zahnersatzes die Okklusion verbessern kann, womit eine Entlastung der Kiefergelenke erzielt wird. Bei bestimmten Bißanomalien kommt die Eingliederung einer Aufbißschiene in Frage. Erst wenn diese therapeutischen Maßnahmen versagen, ist eine lokale Injektionstherapie mit einem Anaestheticum auch in Kombination mit einem Cortisonpräparat therapeutisch in Erwägung zu ziehen. Vor der Excision des Discus articularis ist man bei Schmerzen im Bereich des Kiefergelenks völlig abgekommen. Meist verschlechtert sich das Zustandsbild und nicht selten drängen die Patienten auf eine erneute Operation, die noch weniger Aussicht auf Erfolg hat. Bei rezidivierenden schmerzhaften Luxationen des Kiefergelenks kommt eine osteoplastische Verriegelungsoperation in Frage.

Im Rahmen dieses Kurzreferates war es nur möglich, einige Schwerpunkte zu skizzieren.

Schmerzprobleme aus der Sicht des Neurochirurgen

K. Schürmann

Aus der Sicht des Neurochirurgen konnten in diesem Rahmen nur kurz zusammengefaßt einige Möglichkeiten des operativen Eingreifens beim medikamentös unbeeinflußbaren, sog. inkurablen Schmerz (intractable pain) aufgezeigt werden. Auf ätiologische bzw. kausale Erörterungen wurde verzichtet.

Zum besseren Verständnis mußten zuvor einige Grundlagen über den außerordentlich komplizierten Apparat des Schmerzreceptions-, Schmerzleitungs- und Schmerzempfindungssystems erörtert werden.

Es wurde nun kurz ein Überblick über die heutigen Kenntnisse der schmerzaufnehmenden und schmerzübertragenden nervösen Elemente des peripheren und zentralen Nervensystems von der äußersten Körperperipherie, das erste Neuron des peripheren Nervensystems, Schaltstelle der Substantia gelatinosa im Rückenmark und deren Funktion der Selektion, Aktivierung und Bremsung, dann der Weiterleitung über die intramedullären Bahnen des Tractus spinothalamicus bis zu seinen Endigungskernen im Thalamus, die Aufgaben des Thalamus und die Weiterleitung der Impulse zur sensorischen postzentralen Hirnrinde (Area$_3$), Frontallappen, Hypothalamus, etc. gegeben. Danach werden die Eingriffsorte kurz systematisch abgehandelt, wie die Eingriffe und deren Effekte

1. am peripheren Nerven,
2. im Gebiet des 2. Neurons mit Unterbrechung des Tractus spinothalamicus (Chordotomien und Tractotomien in den verschiedenen Segmenthöhen),

3. im Gebiet des 3. Neurons, wie Thalamotomien und die zwischen Thalamus und Cortex gelegenen Eingriffe.

Ohne auf spezielle Indikationsbereiche einzugehen, wurde abschließend festgestellt, daß für inkurable Schmerzen im Rumpfgebiet die Chordotomien des Tractus spinothalamicus - also die Leitungsunterbrechung zwischen der bedeutsamen zentralen Schaltstelle der Substantia gelatinosa des Rückenmarks und Thalamus (dem "Sammelbecken" der verschiedenen afferenten Zuflüsse) an der Spitze der Wirksamkeit unter den verschiedenen Eingriffen stehen.

Unter den peripheren Eingriffen nimmt die retroganglionäre Trigeminuswurzelresektion oder die partielle Zerstörung des Ganglion Gasseri durch Elektrokoagulation für die operative Therapie der idiopathischen Trigeminusneuralgie die zentrale Stellung ein.

Zum Schluß wurden einige kritische Bemerkungen zur operativen Therapie inkurabler Schmerzen gemacht, wobei auch Stellung zu der präoperativ zu beurteilenden Effektivität eines Eingriffes genommen wird. Insbesondere wurde auf die bedeutsamen Unterschiede des klinischen Schmerzes und des experimentellen Schmerzes hingewiesen. Diese sind keinesfalls vergleichbar. Beim experimentellen Schmerz ist die Reizschwelle meßbar, d.h. die Stärke oder Intensität eines Schmerzreizes bis zur Wahrnehmung in gewisser Weise quantifizierbar. Beim klinischen Schmerz dagegen - und vor allem beim schon chronischen heftigen Schmerz - sind Erregbarkeitsveränderungen ganzer Schaltsysteme zustande gekommen, und es haben Wahrnehmung, Wertung und Erlebnis eine besondere Bedeutung erlangt und müssen als Reaktion der gesamten Persönlichkeit verstanden werden. Der intensive pathologische Schmerz beim Menschen hat nichts gemein mit der "Schwelle der Schmerzwahrnehmung" im physiologischen Experiment.

Für die Indikationstellung zu einem operativen Eingriff beim chronischen inkurablen Schmerz ist das Wissen um diese Dinge umso bedeutsamer, als ungeachtet des angewandten Verfahrens stets in einem bestimmten Bezirk Nervenelemente zerstört werden müssen - und zwar permanent!

Unter richtiger Indikationsstellung allerdings bietet die operative Schmerztherapie dem Neurochirurgen eine Reihe sehr wirksamer Verfahren zum Segen vieler von heftigsten Schmerzen gepeinigter Patienten an.

In der Neurochirurgischen Klinik der Universität Mainz wurden von 1955 bis 1970 insgesamt 748 Operationen wegen inkurabler Schmerzen ausgeführt (s. Tabelle 1).

Tabelle 1. Krankengut der Neurochirurgischen Universitätsklinik Mainz von 1955 - 1970, zusammengestellt nach Wahl des Operationsverfahrens

Neuromresektion	52
Radicotomia posterior	36
Thorakale Chordotomie	58
Cervicale Chordotomie	5
Medulläre Chordotomie	6
Kombinierte cervicale Chordotomie mit Radicotomia posterior	3
Kombinierte medulläre Chordotomie mit Radicotomia posterior	2
Frontale Lobotomie (nach BUSCH)	3
	165
Eingriffe speziell bei der Trigeminusneuralgie:	
Periphere Exhairese (symptomat. Neuralgie)	12
Ganglion Gasseri (Alkoholverödung, vor 1955)	24
Ganglion Gasseri (Elektroverödung, von 1955-1969)	311
Retroganglionäre Trigeminuswurzelresektion (temporal)	149
Medulläre Tractotomie (nach SJÖQVIST)	38
	534
Schmerzsympathektomie (vor 1958)	49
	49
Gesamt	748

Diskussion

R. HOHENFELLNER (Mainz):

Ganz allgemein greifen Tumore und Rezidive von malignen Tumoren im kleinen Becken zu einem ganz bestimmten Zeitpunkt auf das uroproktische System, auf die Harnleiter über und führen zu einer postrenalen Anurie. Eine Harnableitungsoperation über eine Nephrostomie oder eine Harnableitung über ausgeschaltete Darmschlingen wirkt lebensverlängernd. Diese Patienten leiden unter ganz erheblichen Metastasenschmerzen, die zum großen Teil unbeherrschbar sind. Meine Frage lautet: Wenn wir eine derartige Harnableitungsoperation, eine derartige lebensverlängernde Operation vornehmen, welche Möglichkeiten bietet die moderne Schmerzklinik, um die Schmerzen des Patienten über einen gewissen Zeitraum soweit zu beseitigen, daß man ihm ein Leben im Bereiche seiner Familie und unabhängig von dem Hausarzt und auch von Analgetica ermöglicht?

H. U. GERBERSHAGEN (Mainz):

Die Schmerzleitung können wir durch die Ausschaltung der hinteren Rückenmarkswurzeln mittels Alkohols oder auch Phenols unterbrechen. Man riskiert natürlich im Bereich des kleinen Becken die Gefahr, daß auch die Fasern der Sphinctere von Harnblase und Rectum mitausgeschaltet werden. Diese Komplikation tritt nach Durchsicht der Literatur in etwa 3 - 5% der Fälle auf. Wir haben bis jetzt, vielleicht durch die relativ kleine Anzahl der Fälle bedingt, noch keine dieser Komplikationen gesehen. Herr Prof. HOHENFELLNER, wir haben von Ihrer

Klinik einige Patienten überwiesen bekommen und haben bei diesen Patienten, vor allem im Bereich von Th 8, 10 und 11 die Impulsleitung in den hinteren Rückenmarkswurzeln unterbrochen, und zwar mit relativ permanentem Ergebnis. Die Ergebnisse waren als gut zu bezeichnen, da die Patienten bis zu ihrem Lebensende schmerzfrei waren. Ich kann mich an einen Patienten mit einem Hodencarcinom erinnern. Bei diesem Patienten mußte nach 6 Monaten die Blockade wiederholt werden. Dieser Patient war bis zu seinem Lebensende schmerzfrei. Also wäre die chemische Rhizolyse zumindest eine Möglichkeit. Man sollte die Methode bei Patienten, bei denen eine längere Lebenserwartung nicht vorausgesetzt werden kann, anwenden. Aber es kommt ja doch hin und wieder vor, daß die Lebenserwartung mehr als ein paar Monate angesetzt werden muß. Dann würde wahrscheinlich Herr Prof. Schürmann eine Chordotomie durchführen. Ich führe im allgemeinen die Rhizolyse der hinteren Rückenmarkswurzeln nur dann durch, wenn der Neurochirurg den Patienten gesehen hat und wenn er glaubt, daß der Patient für einen operativen Eingriff schon in einem zu schlechten Allgemeinzustand sei.

K. SCHÜRMANN (Mainz):

Problematisch ist es immer, Herr HOHENFELLNER, aber sicherlich würde ich meinen, da die von Ihnen erwähnten Probleme zu den klassischen Indikationen der Chordotomie gehören. Bei einer begrenzten Lebenserwartung können Sie auch diesen Schaden setzen, der Patient erleidet in jedem Falle den Verlust der Schmerz- und Temperaturempfindung der unteren Körperhälfte. Wenn die Chordotomie thorakal in Höhe von D 3, D 4 durchgeführt wird, sind die Fasern aus dem sacralen Bereich bereits an die Oberfläche des Rückenmarks getreten, so daß die Chordotomie für das Perineum, die perineale Gegend und die untere Rumpfhälfte (eben die Umgebung der Geschlechtsteile, Blase usw.), am wirksamsten erfaßt werden können. Nebenschädigungen gibt es natürlich, Nebenschädigungen des Pyramidaltraktes sind selten, auch gibt es Nebenschädigungen der Clarkeschen Säule, das heißt, die vegetativen Bahnen können gestört werden, so daß die Blasenentleerung vorübergehend einmal gestört sein kann. Es gibt auch Fälle, sehr sehr selten, sie liegen unter 1%, bei denen eine permanente Blasenentleerungsstörung vorkommt. Dies sollte man bei der Indikationsstellung immer berücksichtigen.

J. BONICA (Seattle, Wash.):

I think that in managing chronic. pain in cancer we have the difficult choice of allowing the patient to spend the last few months of his life in analgesic narcosis or having a patient who is relatively painfree and enjoys his family. I think that to relegate the responsibility of the patient to the family with instructions to give him all of the narcotics he needs to relieve his pain is really abdicatin our responsibility to the patient and to the family. I think that we can do better by carefully selecting the patient and by trying to carry out one of the procedures that have been mentioned. In our experience, alcohol blocks have been very useful in 60% of our patients and partially useful in about 20% more patients. However, surgery has a definite place. Of course, there are always risks and complications in making the choice. We have to always consider all of these risks and complications, and we have to decide whether it is better for the patient to have a competent bladder but have a very miserable life.

F. FOLDES (Bronx, New York):

I would like to address a question to the neurosurgeon present. I wonder how widely percuteneous chordotomy is used in Germany and what is the experience with it in Germany and in Europe? As you know, it has been used quite widely in several centers in the United States.

K. SCHÜRMANN (Mainz):

Ich persönlich habe keine Erfahrung mit der percutanen Chordotomie, ich habe sie bei Herrn ROSOMOFF gesehen und ich glaube, er hat inzwischen ca. 2000 Fälle operiert. Nun, ich habe aber auch andere Neurochirurgen befragt, ich war im vergangenen Jahr in Houston und vor 2 Jahren in Washington und habe in einigen Centern danach gefragt. So ganz ohne Komplikationen scheint die percutane Chordotomie nicht zu sein. Nun, vielleicht ist zu wenig stimuliert worden, denn die Stimulation ist ja sicherlich notwendig,weil das Mark bei der Punktion - die Pia ist sehr hart, wie jeder Neurochirurg weiß - auszuweichen trachtet. So genügen der Zielpunkt und die Ortung der Zielpunktbestimmung allein nicht, sondern es muß sicherlich eine sehr gute Stimulation durchgeführt werden. Nur so ist man sicher, in der Nachbarschaft keine Nebenschädigungen zu erhalten. Ich weiß von einigen Kollegen, daß mehr Nebenschädigungen zustande gekommen sind als offen ausgesprochen wurden. Ich persönlich würde meinen, daß die percutane Methode, wenn diese Risiken und diese Nebenschädigungen ausgeschaltet werden, sicherlich der offenen Operation vorzuziehen ist, denn diese hat ihre Risiken durch die Freilegung. Wenn ich einen alten Carcinom-Patienten habe und führe eine hohe Chordotomie durch, so muß man sich immer bewußt sein, daß das Risiko nicht gering ist. Die postoperative Letalität beträgt etwa 4 - 6 %, in manchen Kliniken mehr. Das muß man wissen. Die percutane Methode bei guter Stimulation und in der Hand von ROSOMOFF, glaube ich, ist heute soweit gediehen, daß ihre Schwierigkeiten, die sie im Anfang zweifellos gehabt hat, inzwischen sehr gering geworden sind.

D. GROSS (Frankfurt/M):

Jeder an chronischem Schmerz leidende Patient ist ein Problem für sich. Nur selten gibt es diagnostische und therapeutische Patentlösungen. Schmerz in seinem vielfachen Aspekt: Receptor, Schmerzleitung, Schmerzempfindung, Schmerzerlebnis, betrifft stets den ganzen Menschen in seiner psychosomatischen und somato-psychischen Individualität. Deswegen zwingt jeder Versuch, chronisch Schmerzkranke wirkungsvoll zu behandeln, zur Grenzüberschreitung der Fachdisziplinen, auch wenn der Ursprung des Schmerzes im Bereich dieses oder jenes Fachgebietes liegt. Demnach wäre Schmerztherapie die Domäne der Allgemeinmedizin.

Diese jedoch kann der Anaesthesiologie, der Chirurgie, der Gynäkologie, der Inneren Medizin, der Neurochirurgie, der Neurologie, der Orthopädie, der Radiologie, der Psychologie - um nur einige zu nennen - nicht entraten! Darum interdisziplinäre Kooperation und Koordination im idealen Team - wie es unser Ehrengast, Professor John J. BONICA, realisiert hat.

Die knappe Zeit hat es nicht erlaubt, alle offenen Fragen zu beantworten. Vielleicht entsteht jedoch daraus ein neues Symposium über offene Fragen von Schmerzentstehung, -diagnose und -therapie.

Laudatio für Professor John J. Bonica, Seattle

D. Gross

Im Vorwort zu seinem 1533 Seiten starken Buch "The Management of Pain" schreibt John J. BONICA (1953):

"The purpose of this book is to present within one volume a concise but complete discussion of the fundamental aspects of pain, the various diseases and disorders in which pain constitutes a major problem, and the methods employed in its management, with special emphasis on the use of analgesic block as an aid in diagnosis, prognosis, and therapy. Although several books dealing with certain phases of this problem are available, none is complete from the standpoint of the practioner; for it is necessary for him to consult several texts in order to obtain information regarding the cause, characteristics, mechanisms, effects, diagnosis and therapy of pain and management of its intractable variety with analgesic block and certain adjuvant methods. The present volume is the product of the author's desire to facilitate the task of the busy practitioner and to supply him easily accessible information with the conviction that this will induce more clinicans to employ these methods of diagnosis and therapy. I have been motivated to write this volume by a deep feeling for those, who are afflicted with intractable pain, and by an intense desire to contribute something toward the alleviation of their suffering."

Pathophysiologie des Schmerzes, Methoden der Schmerztherapie, insbesondere der Nervenblockade, aber auch die Möglichkeit der Schmerztherapie mit den Mitteln der Neurochirurgie, der Psychiatrie und schließlich die Darstellung schmerzhafter Störungen und ihrer Behandlung sind in dieser "Bibel der Schmerztherapie" eingehend dargestellt. Es gibt neben der Schmerzchirurgie von Lériche kein Buch, das sich so unüberhörbar mit dem Schmerz auseinandersetzt. Für jeden Arzt, für jede Disziplin geschrieben, "because pain is universal", wendet es sich an den Praktischen Arzt, der nur selten die Hilfe spezialisierter Kliniken oder gar einer Schmerzklinik in Anspruch nehmen kann. Bonica beschreibt dort (S. 181) zum ersten Mal die "Nerven-Block- oder Schmerz-Klinik", die sich mit dem Problem nicht beeinflußbarer Schmerzen unklarer Äthiologie befaßt. Sie soll den Neurologen und Neurochirurgen, den Anaesthesisten wie den Psychiater und den Internisten, den Orthopäden, den Chirurgen, den Gynäkologen, den Radiologen, den HNO-Arzt, den Zahn-Mund-Kiefer-Spezialisten, den Psychotherapeuten und den Allgemeinmediziner zu gemeinsamer Arbeit zusammenführen. Darüber wird uns Professor Bonica selbst berichten.

Mit der Gründung der Schmerz-Klinik hat Bonica die Grenzen seines eigenen Fachbereiches, der Anaesthesiologie, überschritten und die Schmerzklinik als interdisziplinäre Einrichtung konstituiert. Damit wurden neue Wege zur Erkennung und Behandlung bis dahin unbeeinflußbarer Schmerzzustände frei. Er hat hier eine Entwicklung eingeleitet, die in den USA, in Schweden, in Japan und schließlich hier in Mainz fruchtbar aufgegangen ist.

1957 haben wir in Bad Homburg einen interdisziplinären Arbeitskreis für Neurovegetative Therapie gegründet, um alle Behandlungsmethoden, die über das Nervensystem krankhafte Zustände des Organismus heilend beeinflussen, zusammenzuführen, wissenschaftlich zu fundieren, zu rationalisieren, die Spreu vom Weizen zu trennen. Zentrales Indikationsgebiet nahezu aller dieser Methoden ist der Schmerz.

1965 hat dieser Arbeitskreis eine Ehrenplakette der Neuromedizin gestiftet. Diese Plakette soll denjenigen Ärzten und Wissenschaftlern verliehen werden, die sich bahnbrechende Verdienste um die Neuromedizin erworben haben, oder denjenigen Personen, die der Neuromedizin entscheidend Hilfe geleistet haben. Diese Ehrenplakette

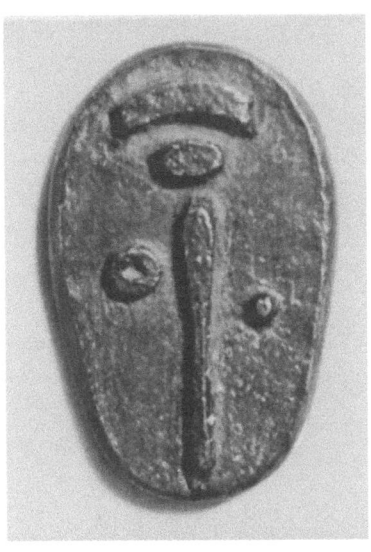

Abb. 1. Ehrenplakette der Neuromedizin

der Neuromedizin wurde 1966 den Herren Professor Dr. H. c. W. R. HESS, Zürich, Dr. Walter HUNEKE, Stuttgart, Professor Dr. Philipp STÖHR, jr., Bonn, 1967 Herrn Professor Dr. Dr. h. c. J. H. SCHULTZ, Berlin, Herrn Dipl. Ing. Consul Harald QUANDT, Herrn Professor Dr. Max KIBLER, Heilbronn, 1968 Herrn Professor Dr. Alexander STURM, Wuppertal, Frau Dr. Hede TEIRICH-LEUBE, Freiburg, Frau Professor Emmi HAGEN, Bonn und 1970 Herrn Professor René FONTAINE, Strasbourg, verliehen. Unsere Ehrenplakette trägt nicht das Bild eines großen Arztes oder Wissenschaftlers. Sie ist ist die künstlerische Abstraktion der Stufen im Aufbau des vegetativen Systems, wie wir sie durch W. R. HESS und Marcel MONNIER verstehen gelernt haben: Die periphere funktionelle Autonomie der Organe (Stufe 1) wird in immer größere Regelkreise durch spinal-medulläre (Stufe 2 und 3), hypothalamische (Stufe 4) und corticale Instanzen (Stufe 5) im Dienst der Funktion integriert. Abstrahiert man diese Integrationsstufen 1 - 5 in ein funktionelles Denkschema, so läßt sich dieses mit Nutzen zu diagnostischen und therapeutischen Zwecken verwenden. Es führt aus der Isolierung im eigenen Fachgebiet oder auch

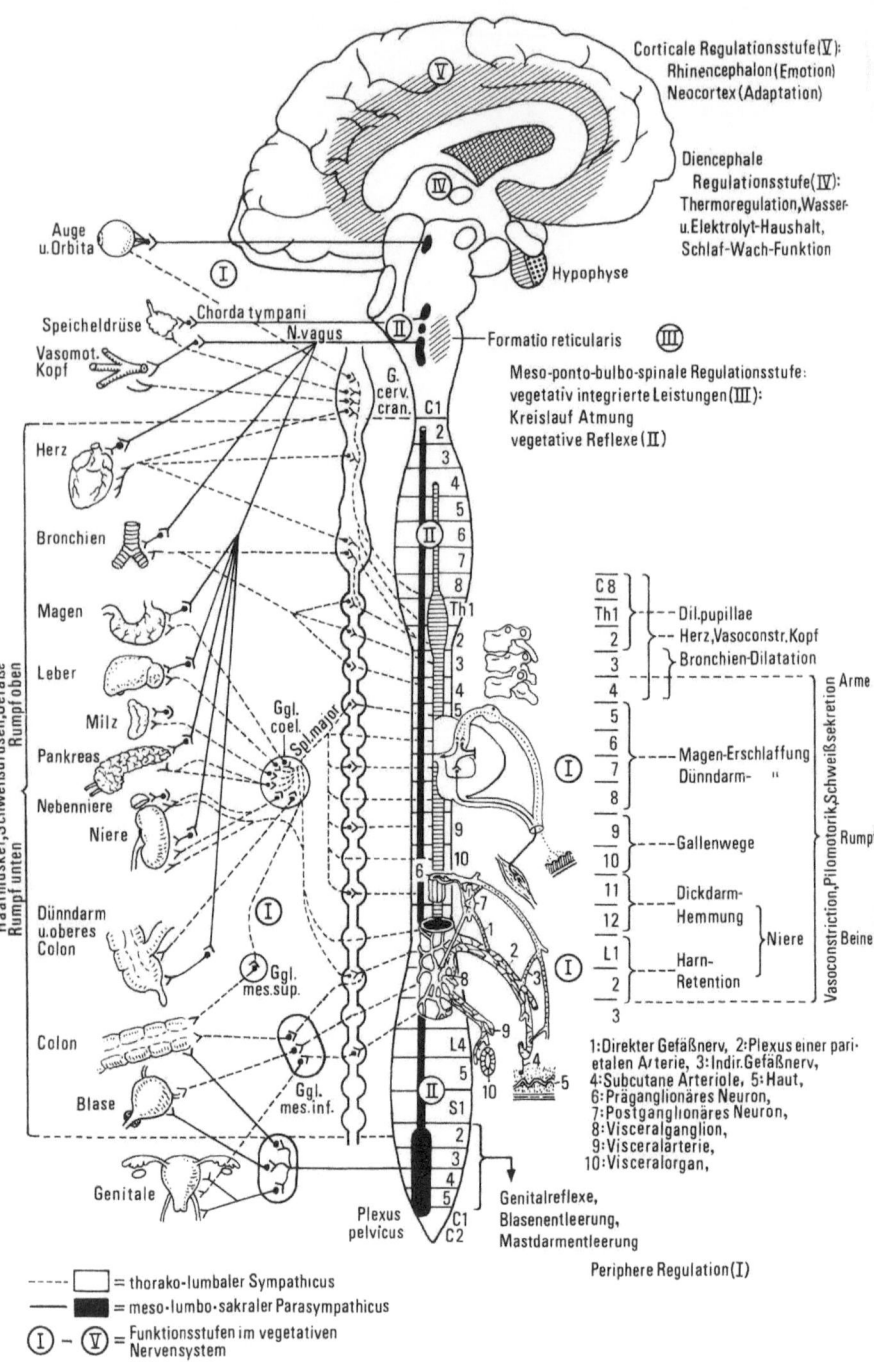

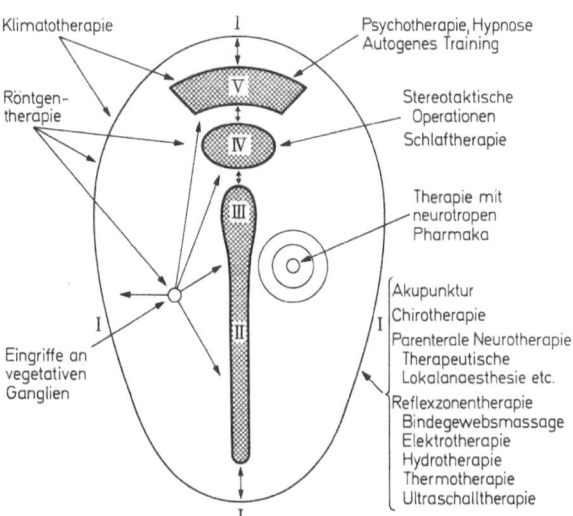

Abb. 3. Neurovegetative Therapie in den Funktionsstufen des Nervensystems

der therapeutischen Sekte heraus und erlaubt, rational rechte Therapie am rechten Ort einzusetzen und interdisziplinär verschiedene neurotherapeutische Methoden sinnvoll zu koordinieren.

Besonders in der Schmerztherapie gilt es, den therapeutischen Angriff am peripheren Receptor mit dem an der Nervenleitung des somatischen oder autonomen Systems, im Bereich spinaler Bahnen, thalamischer Schmerzzentren, im Bereich von Cortex oder Psyche miteinander zu verbinden oder den Eingriff am Grenzstrang des Sympathicus mit der Pharmakotherapie, der Physikalischen Therapie, der Klimatherapie, sinnvoll zu koordinieren.

Die Ehrenplakette der Neuromedizin bedeutet auch permanenten Auftrag, die vielen weißen Stellen unserer Unkenntnis, den "Grad unserer Verwirrung" im Bereich von Schmerzentstehung, Schmerzlei-

◄ Abb. 2. Ursprung und Verlauf der vegetativen Innervation

tung, Schmerzempfindung durch neues Wissen ständig zu verkleinern, Brücken zu bauen zwischen Klinik und Praxis, zwischen Wissenschaft und Empirie und zwischen den Fachdisziplinen.

Gerade hier hat Professor BONICA einen entscheidenden Beitrag gegeben. Diese besonderen Leistungen von Professor BONICA für interdisziplinäre Schmerztherapie in der Schmerz-Klinik entsprechen in geradezu idealer Weise dem Sinn unserer Ehrenplakette der Neuromedizin. Wie jede ernste Sache hat auch diese Plakette eine heitere Seite, die deutlich wird, wenn wir sie auf den Kopf stellen!

Das "Kniep-Ooje" - wie es Harald QUANDT nannte - der Tropfen Humor ist es, der das Leben würzt.

Mit Herrn Professor John BONICA geht diese Ehrenplakette zum ersten Mal nach Übersee und wird hier auch zum ersten Mal im Rahmen einer Feier eines Universitätsinstitutes verliehen.

Professor John BONICA, it is a heart warming pleasure and a great honour to hand you this "Ehrenplakette der Neuromedizin!" We want to thank you for your pioneering-work in the large field of intractable pain.

Current Status of Pain Clinics

J. J. Bonica

INTRODUCTION

The Problem of Chronic Pain

Pain is, without doubt, a major human concern influencing every aspect of life, and the most common symptom which impels patients to seek medical attention. Acute symptomatic pain serves a useful purpose, but in its chronic pathological form, pain is a maleficent force which imposes emotional, physical, and economic stresses on the patient and his family. Diagnosis is often difficult. Chronic pain is the most common disabling disease and thus constitutes a serious national and global health and economic problem. Although accurate statistics are lacking, we have sufficient data to estimate that chronic pain costs society billions of dollars annually in medical services and loss of working capacity due to chronic disability. For example, low-back pain alone cost the State of California $ 200,000,000 in 1970 and some of the patients referred to our Pain Clinic have spent over $ 25,000 in health service and have had as many as 20 to 25 operations (one patient had 42) for their chronic pain, and have been disabled for as long as 10 years.

Despite the importance of chronic pain, the amount of research in this field has been relatively small, and the problem has never been approached as the major disease that it is. Consequently, we know little more than we did a decade ago about mechanisms and other information essential to proper therapy of chronic pain syndromes. Moreover, because there is no systematic organized teaching of medical students and physicians in the proper management of patients with chronic pain, what knowledge is available is not properly applied. Another important factor is the trend towards specialization so that each physician views pain from a narrow perspective.

In this age of marvelous scientific and technologic advances which permit us to send people to the moon, there are still hundreds of thousands of suffering patients who do not get relief. Many of these patients are exposed to a high risk of complications from improper therapy, including narcotic addiction, or are subjected to multiple, often useless, and at times mutilating operations: a significant number give up medical care and consult quacks who not only deplete the patient's financial resources, but most frequently do no good and sometimes do great harm; some patients with severe intractable pain become desperate and commit suicide.

The solution to this serious health problem requires an all-out, multi-pronged attack consisting of greatly expanded and very extensive research, more effective teaching of medical students, graduate physicians and other health personnel, and marked improvement in the care of patients with chronic pain. This symposium will serve to stimulate greater research efforts and help to disseminate new information which should prove useful to future patients. We must encourage all physicians to consider chronic pain as a major disease and to spend the time and effort necessary for the proper care of these patients. Moreover, because chronic pain is such a complex problem, we must encourage a multidisciplinary approach to the care of the patient. This is the topic to be discussed here.

The necessity of the team approach is well-appreciated in other fields of science and technology. Acquisition of knowlegde during the past 25 years has been so rapid and so great that no one individual can keep abreast of it. The potential success of the team approach is exemplified by space programs which involve hundreds of different specialists working in a well-coordinated manner in order to send people to the moon. In medicine 50 years ago, the surgeon was the *compleat* physician who made the diagnosis, carried out the preoperative and postoperative care as well as the operation, administered or supervised the anesthetic, and carried out all other aspects of care. In 1972 this is no longer possible because no single physician can be expected to have all the knowledge and skills necessary to provide the best possible care to these patients. Open-heart surgery, which requires a well-coordinated team of surgeons, cardiologists, anesthesiologists, nurses, and technicians, is a good example. This concept of the team approach is even more important in the care of patients with complex pain problems. The anesthesiologists, neurosurgeons, orthopedic surgeons, internists, psychiatrists, and all of the other people that we have heard this afternoon should get together and work as a team in caring for patients with chronic pain.

BASIC CONSIDERATIONS

Before I describe the evolution, organization, and function of the Pain Clinic at the University of Washington, I would like to re-emphasize certain points about pain and its basic principles of management. First, it is useful to recall that noxious stimulation in humans provokes local tissue reaction, involuntary reflex responses, and voluntary or operant responses, as summarized in Table 1. Although the voluntary or operant responses are usually attributed to the pain experience, the reflex involuntary responses are important because they provide objective evidence of noxious stimulation. Consequently, they are useful in helping in the diagnostic workup and in evaluating response to therapy.

From a therapeutic viewpoint, it is useful to classify the causes or mechanisms of pain as peripheral, central, and operant. Persistent peripheral noxious stimulation may be caused by chronic musculoskeletal, visceral, neurological or vascular disease, as for example, in arthritis, neoplasms, and herniated discs. Another common mechanism of pain involves persistent reflex response to trauma or disease

Table 1. Human responses to noxious stimulation

    I. Local tissue reaction

        A. Biochemical and metabolic changes

        B. Local hyperalgesia and tenderness

    II. Involuntary (automatic) responses which involve segmental and suprasegmental reflex mechanisms, normally intended to preserve homeostasis ("respondent behavior")

        A. Skeletal muscle contraction

        B. Circulatory and ventilatory changes

        C. Alteration of other visceral functions

        D. Widespread endocrine responses

    III. Voluntary responses ("operant behavoir")

        A. Verbalization moaning, grimacing

        B. Fight of flight

        C. Splinting, posturing

---

that occurs with reflex sympathetic dystrophies. This group of disorders is characterized by persistent sympathetic hyperactivity and consequent vasoconstriction, local ischemia, and accumulation of metabolites which then become new sources of noxious stimulation so that the vicious circle of pain is started and sustained. A third common cause of peripheral noxious stimulation is severe emotional stress, which, through psychophysiological mechanisms causes skeletal muscle spasm, vasoconstriction and visceral disturbances. These in turn lead to chemical and metabolic local tissue changes that become new sources of noxious stimulation. Such mechanisms are frequently involved in patients with tension headache, low-back pain or pain in the chest, shoulder girdle and various other parts of the body.

Pain consequent to chronic disease of the spinal cord and other parts of the nervous system produces a widespread, burning pain, hyperalgesia, and hyperpathia which are sources of great suffering. Fortunately, central pain is the least important of the three major mechanisms, primarily because of its infrequency.

Finally, there is the operant mechanism in which there is an initial mild noxious stimulation in some part of the body which provokes the patient to moan, complain, and manifest other operant or voluntary responses. When such responses are reinforced by favorable consequences or reactions on the part of those around the patient, some individuals develop chronic pain which persists as long as the consequences are favorable and eventually becomes independent of the underlying pathology. This is one of the most common mechanisms found in patients with long-lasting chronic pain; the underlying pathology may be minor.

Basic Principles of Management

Proper care of patients with chronic pain requires a correct diagnosis and an effective therapeutic strategy. Table 2 gives an outline of the guidelines that need to be followed in order to make a correct diagnosis. Although these are basic principles appreciated by all physicians and even young medical students, all too frequently they are neglected by the busy practitioner who does not have sufficient time or is unwilling to devote the effort to get a detailed history and carry out a complete physical examination. I have seen some anesthesiologists, for example, who proceeded to carry out a diagnostic or therapeutic block without asking the patient a single question. Obviously, this approach can lead to disaster.

In addition to the general physical examination, most patients with chronic pain syndromes require a complete neurological, orthopedic, and other special examinations, and a thorough general psychological evaluation. We frequently employ the Minnesota Multiphasic Personality Inventory and obtain a record of the physical activity and the "time up", i.e., the amount of time during the day that the patient is up and active and the "time down", i.e., amount of time he or she spends in bed. Care must be exercised to ascertain accurately the type and quantity of medication the patient is taking.

Table 2. Basic principles of managing patients with chronic pain

A. Diagnosis
   1. Detailed history
      a) Onset, course and current status of pain
      b) Personal and family history
   2. Physical examination
      a) Examination of pain region
      b) General physical examination
      c) Neurologic and other special examinations
   3. Psychologic evaluation
      a) General psychologic evaluation
      b) Minnesota Multiphasic Personality Inventory (MMPI)
      c) Physical activity and time-up and time-down
      d) Type and quantity of drug medication
   4. Sociologic evaluation
      a) Background, religion
      b) Family and home environment
      c) Work environment
      d) Alcohol consumption
      e) Resources
   5. Laboratory and x-ray studies
   6. Special diagnostic procedures
      a) Diagnostic blocks
      b) Medical hypnosis
      c) Drug-induced hypnosis ("Truth serum")
   7. Multidisciplinary approach -- pain clinic concept
      a) Indicated in complex problems

B. Therapy of chronic pain
   1. Eliminate the cause
      a) Medical, surgical or radiation therapy
   2. Operant conditioning

      Indicated in learned pain-behavior
      a) Control of positive and negative reinforcers
      b) Gradual decrease of medication
      c) Progressive increase in physical activity
   3. Treatment directed to diminish or eliminate pain
      a) Systemic analgesics, sedatives, etc.
      b) Therapeutic nerve blocks
      c) Neurosurgical operations

         Choice depends on:

         α) Cause, site, intensity, and duration of pain
         β) Age, physical, and mental states of patients
   4. Combination of 2 and 3

A thorough evaluation carried out by a sociologist is often extremely important because it provides information about the background, family, the home and work environment, and other factors that may be contributory to the behavior of the patient who is having a pain problem.

As with most other medical diagnostic problems, a laboratory examination is often essential in patients with chronic pain problems. In addition, special diagnostic procedures, such as the diagnostic and prognostic blocks or the use of drug induced or medical hypnosis may provide valuable additional information.

THE MULTIDISCIPLINARY PAIN CLINIC

Evolution of Pain Clinic Concept

The concept germinated during World War II when I saw many military personnel who had sustained battle injuries which produced severe pain problems. In attempting to treat these patients, I encountered two problems: (a) research of the literature revealed that the available information was scattered through various journals; there was no comprehensive source of information or reference work; and (b) the use of traditional consultation by other specialists often failed to provide results. This prompted me to begin a systematic clinical study of various pain syndromes, the results of which were subsequently used as the basis for my book, "The Management of Pain," published in 1953. I also began to encourage neurosurgeons, orthopedists, psychiatrists, and other colleagues to get together to discuss complex pain problems as a group. We began regular weekly or semi-monthly conferences and found face-to-face discussion much more productive and more efficient than the traditional consultations.

This experience led me to consider that in many instances correct diagnosis and effective therapy of difficult pain problems are possible only through the well-coordinated and concerted efforts of the patient's doctor and a group of other specialists who contribute their individualized knowledge and skill for a common goal. Soon after World War II, I began to disseminate this concept and in the ensuing decade many articles were published describing the principles and organization of the clinic. Moreover, numerous talks were given in various parts of the world. During the years 1947-1960 I directed a pain-clinic group at Tacoma General Hospital, a community hospital which cares for private patients in Tacoma, Washington. Despite the usual obstacles associated with private practice, the group functioned with fair success.

Despite these efforts, very little interest was shown by the medical community until recently. Fortunately, during the past several years there has been a great surge of interest in the development of pain clinics throughout the world. At the present time there are similar clinics in Japan, Great Britain, Italy, Argentina, Brazil, and Venezuela. Again I want to say how pleased I am that you are starting one in Mainz.

Promptly after I received my present appointment in 1961, I founded the Pain Clinic at the University of Washington by joining forces with Dr. Lowell WHITE, a neurosurgeon. We and our colleagues began to see patients with chronic pain and hold fairly regular weekly meetings. As a result of our efforts, we gradually attracted orthopedists, psychiatrists, psychologists, surgeons and a variety of other specialists. In order to belong to the Pain Clinic Group, the individual must have fulfilled the following requisites: (a) must have special interest in chronic pain; (b) must be willing to spend sufficient time and effort; (c) must have special knowledge of pain syndromes; and (d) must possess specialized skills to contribute to diagnosis and therapy of chronic pain problems.

Current Status of Pain Clinic

Currently, our Pain Clinic Group comprises 22 individuals representing 14 different disciplines. These include anesthesiology, general surgery, internal medicine, neurology, neurosurgery, nursing, oral surgery, orthopedics, pharmacology, physiatry, psychiatry, psychology, radiology, and sociology. Based on our experiences during the past 10 years, we are convinced that it is one of the most effective methods of managing patients with chronic pain problems.

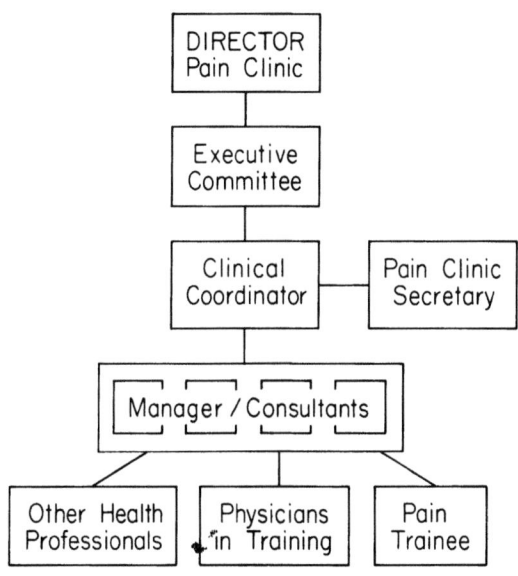

Figure 1 shows the organization of the Clinic. The Director is responsible to the Medical Director of the University Hospital and provides leadership to the entire group in carrying out its patient care, teaching, and research programs. The Executive Committee advises the Director on the organization and function of the Clinic. The group studies and solves major problems, general policies, and long-range plans. The Clinical Coordinator has the responsibility of coordinating the functions of the nursing service, the social service, and the day-to-day operation of the Clinic. The Patient Manager is the physician who is assigned to coordinate the diagnostic work-up and the activities of various consultants who are called in to see the patient. The Pain Clinic is also an important teaching facility involving medical students, interns and residents from the different services involved in the Pain Clinic, as well as Pain Clinic fellows — physicians who come for special training in managing patients with chronic pain.

UNIVERSITY OF WASHINGTON PAIN CLINIC
PATIENT FLOW CHART

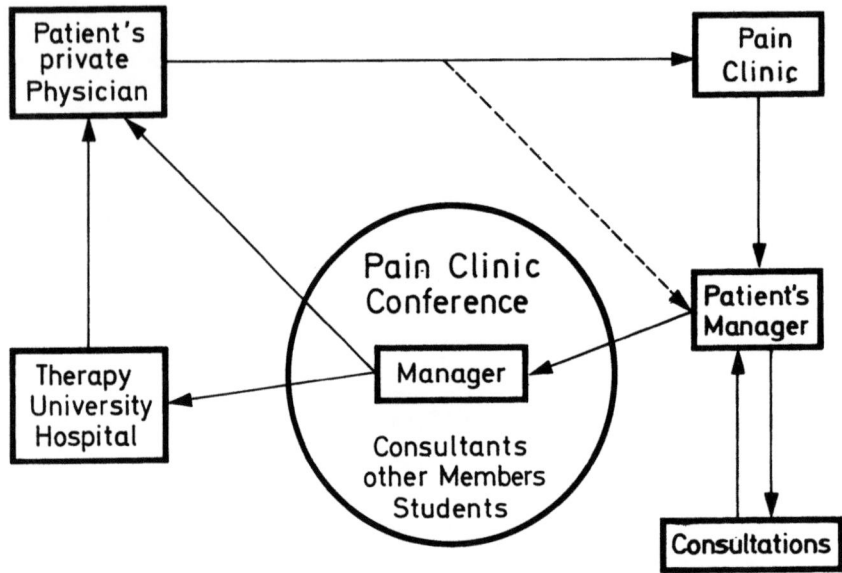

Figure 2 schematically shows how the Pain Clinic functions. Patients are referred non-specifically to the Pain Clinic or to a particular member of the Clinic itself. Each patient has a specific physician who has the responsibility of working up the patient and coordinating the consultations, is the "Patient Manager". If the work-up and consultation result in a clear-cut diagnosis and definitive therapeutic strategy, the patient is either sent back to his own physician or is treated at the University of Washington.

Patients who present unusually difficult diagnostic and/or therapeutic problems are presented at the weekly Pain Clinic Conference. The Conference is attenbed by all of the Pain Clinic members. Usually two cases are considered during each weekly conference. The conference is chaired by the Director or Clinical Coordinator of the Pain Clinic. The Patient Manager or House Officer presents a summary of the history and physical findings and then calls upon the consultants who have seen the patient to provide additional information. Members of the Clinic who have not seen the patient are given an opportunity to ask questions and make comments. The patient and his spouse are then brought in for further questions by members of the Clinic. This gives an opportunity for those members of the Clinic who have not seen the patient to ask specific questions or carry out brief examinations. After this is completed, the patient and his spouse leave the conference room and there is further discussion among members of the Clinic. Often discussion is vigorous and continues until there is a consensus about the diagnosis and therapeutic strategy. After the conference the Patient Manager informs the patient of the decision made by the Group.

Experience has deepened our conviction that this face-to-face group discussion is much more effective and productive in making a correct diagnosis and therapeutic strategy than communication by letter or telephone or through the fragmented, independent efforts inherent in traditional medical practice. In addition to providing highly spezialized consultant services to the referring physician, these conferences serve as an excellent forum for exchange of ideas and information and thus constitute a highly effective teaching mechanism.

The Pain Clinic Group carries out an active teaching program for medical students, interns, residents from the various disciplines represented in the Pain Clinic, and also special fellows on the Pain Service. The medical students usually rotate as part of an elective clerkship. The interns and residents rotate for a period of one to two months. During this rotation they are assigned to an individual manager or to the Pain Clinic Coordinator. Special clinic fellows are accepted for periods ranging from three months to a year or more, during which time the fellow gains clinical experience and receives formal teaching by members of the Pain Clinic.

Requisites for Success

In order to carry out a successful pain clinic program, certain ingredients or prerequisites are necessary. I wish to reemphasize that the most important of these is to have as members of the pain clinic physicians and other health professionals who have special interest in chronic pain and who are willing to spend sufficient time and effort to provide optimal care, teaching, and carry out a research program. Each member must have special knowledge of pain syndromes and must possiss specialized skills to contribute to the diagnosis and therapy of chronic pain problems. It is equally important to have one or more persons who provide vigorous leadership to the group.

It is essential to have sufficient support personnel, including an ample number of social workers, nurses, nurse assistants, technicians, and secretaries. Apart from acting as a routine secretary to the members of the clinic for their correspondence, medical records, and referrals, each secretary must be available during regular medical office hours to handle telephone calls and inquiries from physicians in the community.

Another important requisite is for the group to have adequate space and equipment of three varieties: (a) space and equipment in the outpatient clinic; (b) inpatient hospital beds; and (c) specialized space and equipment to meet the peculiar needs of a team actively engaged in patient care and teaching. The outpatient clinical facilities should include: (1) the usual receptionist desk; (2) a semi-private carrel-type space for the use of the patients to fill out the various pain questionnaires and be given psychological tests; and (3) one or more large examing rooms fully equipped to permit a comprehensive general physical, neurological, and orthopedic examinations. Space peculiar to the coordinated function of the Pain Clinic Group includes: (a) physician's office space to permit seeing patients in private; (b) staff conference rooms which permit groups of 8-10 people to meet and discuss cases and allow the faculty to carry out teaching activities; and (c) a large theater-type conference or lecture room available for the weekly conference. Inpatient hospital beds both for elective admission and for brief emergency admissions should be available to the group.

Finally, the group has to have the full support of the university, medical school, hospital administration, and the medical profession in the city and region. This, in turn, requires an active public relations program on the part of the pain clinic group which continuously informs the administration, physicians, and public about the advantages and benefits provided by the clinic. In order to get sufficient patients referred to the clinic by the medical community, it is essential that everyone in the group — secretaries, nurses, and specialists — observe what I call the four cardinal C's: communication, cooperation, coordination, and courtesy.

Diskussion

F. F. FOLDES (Bronx, N. Y.):

First of all I would like to congratulate John BONICA for the great honour he has done us and for his excellent presentation. I would like to re-emphasize the main points, i. e. the team approach to the management of pain and I can do this best by telling you the story of a woman who was the wife of a physician. She was the typical "Femme douloureuse", who has gone from one docteur to the other complaining of severe backache. She has been examined by many physicians who were unable to make a diagnosis. Finally, she consulted one of the finest orthopedic surgeons in the USA who performed an exploratory operation. The operation was followed by one complication after the other. In the following eight years, this patient had eighteen different surgical operations. The husband went to the original orthopedic surgeon and asked whether all the operations were really necessary. The surgeon answered: Yes - with the exception of the first!". If this lady had been managed in a pain clinic where she had the benefit of the advice of many other people (in her case the psychologist and the psychiatrist would probably habe been the most important) she could have saved herself all these unnecessary operations and she could also have saved her marriage, which finally after many, many years ended in a divorce.

N. N.:

Besonders in der letzten Zeit ist viel von der Akupunktur als einer neuen Methode der Schmerzbekämpfung die Rede gewesen und auch auf dem Schema der Plakette war das Wort "Akupunktur" zu lesen. Wird diese Methode auch Eingang in die Schmerzklinik finden?

R. FREY (Mainz):

Diese Methode ist in den letzten Monaten deshalb in der Welt viel diskutiert worden, weil die chinesische Medizin damit neuerlich an die Öffentlichkeit getreten ist. Sie wissen, daß diese Methode in China seit 4000 Jahren in der Volksmedizin verwendet wird und seit mehreren Jahren auch in der Anaesthesie. Man hat inzwischen über eine Million Anaesthesien mit Hilfe der Akupunktur in Festlandchina durchgeführt. - Ich persönlich glaube, daß bei der Akupunktur eine suggestive Komponente sehr stark mit im Spiel ist - daß also die Nadel ein Vehikel ist für die Suggestion. Wir wissen, daß man sehr starke Schmerzen mit Hilfe der Hypnose behandeln kann. Ich glaube zwar, daß die Akupunktur nicht nur auf Hypnose beruht, aber doch in ihren entscheidenden Anteilen mit auf einer suggestiv-hypnotischen Komponente fußt. Dieser Schluß wird von mit aus folgender Beobachtung gezogen: Man hat ja früher in den alten Akupunkturschulen - wir hatten einen Gast hier, der in der siebenten Generation Akupunkturlehrer ist - bestimmte Meridiane und Punkte — hundert, zweihundert oder gar dreihundert— gehabt; wenn man da hineinstach, dann wurde dieses oder jenes Organ behandelt etc. Neuerdings sagen die chinesischen Kollegen, daß es gar nicht so wichtig sei, wo man hineinsticht, es müssen auch keine fünfzig Nadeln sein, es genügen zwei davon, und dann wird eine sog. "Elektro-Akupunktur" gemacht. Man braucht also die Nadeln nicht immer hin und her zu drehen, was ziemlich schmerzhaft sein kann — eine Feststellung aus eigener Erfahrung —, sondern es wird elektrisch gereizt.

D. GROSS (Frankfurt/M.):

In Ergänzung zu den Ausführungen von Herrn Professor FREY, der die suggestive Komponente der Akupunktur herausstellte, möchte ich zu bedenken geben, daß die Anaesthesie durch Akupunktur aber außerdem einen ganz umschriebenen peripheren Ansatzpunkt hat:

Bestimmte Punkte, - einer davon in der Tabatière, - werden längere Zeit vorher grob mechanisch mit einer ungewöhnlich großen Nadel durch ständiges Drehen der Nadel, oder elektrisch mit Rechteckimpulsen gereizt. Diese Prozedur erinnert an die bei uns lange bekannte Möglichkeit, einen visceralen Schmerz, z. B. bei Gallen- oder Nierenkolik, mit einem zweiten, heftigen Schmerzreiz, z. B. durch intracutane Injektion von Cardiazol oder Aqua dest., im Segment zu unterdrücken. A. IGGO, Edinburgh, untersucht derzeit sensible Afferenzen am Rückenmark der Katze nach thermischem Reiz (von 42 - 55°C) an der Pfote - am Hinterhorn. Die Frequenz der dort abzuleitenden Spikes nehme deutlich ab, wenn zusätzlich ein sensibler Reiz, z. B. durch Streicheln, gesetzt werde (Pers. Mitteilung).

R. FREY (Mainz):

Ich wollte mit meiner Diskussionsbemerkung die Akupunktur nicht abwerten; alles, was hilft, ist mir recht und wenn ich nur mit einem "Nadelstich" einen Patienten schmerzfrei machen kann, so ist das besser, als Pentothal und Morphin, denn das sind ja alles pharmakologische "Gifte". Wir müssen uns also mit dieser Frage befassen, und wenn es nur ein Vehikel ist für Suggestion und Hypnose. Wenn durch periphere Reize zentrale Schmerzen beseitigt werden können, dann muß dem nachgegangen werden. - Die Chinesen haben darüber berichtet und werden es jetzt auf dem Weltkongreß in Kyoto wiederholen, daß sie großartige Erfolge erzielt haben; und es ist unsere Pflicht, diese Erfolge nachzuprüfen.

J. J. BONICA (Seattle, Wash.):

Acupuncture was mentioned yesterday. I have observed the practise of acupuncture in Japan and actually had one of my colleagues use it on myself. He found that it was not so good as local anesthetic agents. It has been used for many thousands of years, but there are no good neurophysiological evidences for its mode of action; the brain can modify perception of pain, when there is generally increased somato-sensory input; acupuncture should be seriously investigated.

Sachverzeichnis

Aktiv-autohypnoide Verfahren 44, 45
Allgemeinmedizin 74, 78
Allgemeinnarkose 50
Anaesthesie 11, 12, 14, 75
Anaesthesist 9, 11, 78, 85, 87
Analgesie, hypnosuggestive 44
Analgetica-Sucht 54
Arterien 13, 15, 16, 17, 20, 21, 22, 23, 25, 60
Arthrose 39
Arthrosenbestrahlung 39
Aspekt, psychophysischer 45
Aspekt, psychosomatischer 43, 44

Bandscheibenverschmälerungen 1
Bauchschmerz 35, 36
Bewegungsapparat 1
Bindegewebe 3

Carcinomschmerz 36, 64, 73
Carotidodynie 32
Cervicalsyndrom 1, 2, 3
Chirurg 35, 75, 90
Chordotomie 72, 73, 74
Costen-Syndrom 31

Degenerationsprozeß 3
Dermatomen 3
Discusdegeneration 3
Dornfortsätze 3, 4

Foramen intervertebrale 2

Geburt 49, 51
Geburtserleichterung 49, 50, 51

Geburtshelfer 49, 50
Geburtsschmerz 49
Gefäße 14, 20, 21
Gefäßschäden 14, 61
Gefäßzone 14, 15, 22
Gesichtsschmerzen 31, 60, 61, 63, 64
Granulationsgewebe 2
Gynäkologe 49, 75, 78

Halswirbelsäule 1
Haltungsapparat 1
Harnableitungsoperation 29, 71
Hemiplegiker 13
Herpes zoster 13, 40
Heterohypnose 44
Hodencarcinom 72
Hyperalgesie 16, 17
Hyperpathie 17
Hypnose 44, 47
Hypnotherapeut 44

Interdisziplinär 29, 38, 71, 78, 82, 83, 85, 89, 90, 91, 92, 93, 94, 95
Internist 75, 78, 85

Kiefergelenk 64, 65
Kieferchirurg 63, 78
Kinderarzt 7
Kleinkind 7, 9
Kochsalzlösung, hypertonische 3
Kopfschmerzen 32, 53, 86
Krebs 11, 36, 37, 38, 39, 41, 48

Läsionen 2
Leitungsanaesthesie 50
Levator scapulae 4

Ligamente 3
Lytischer Cocktail 9

Migräne 53, 60
Morphium 9
Morphium-Sucht 54
Muskel 3

Nervenfasern 58, 59
Nervensystem, autonomes 13
Neugeborene 7, 54
Neuralgie 53
Neurochirurg 64, 67, 69, 72, 73, 74, 75, 77, 78, 85, 89
Neurologe 53, 57, 75, 78
Neuromedizin 78, 79, 82
Neuron 58, 67, 68
Neuro-Psychiater 53, 54, 55, 77, 85

Orthopäde 1, 75, 78, 85, 89, 90
Ostitis 63
Otalgie 31
Oto-Rhino-Laryngologe 31, 64

Pankreatitis, chronische 37
Pentobarbital 9
Phantomschmerz 46, 53, 58
Pharyngitis, chronische 32
Plattenepithelcarcinome 64
Plexus brachialis 16, 17
Plexusschmerzen 33
Psychiater 53, 54, 77, 78, 85, 89, 90
Psychologe 53, 75, 78, 90

Quadranten 14, 15, 25
Quadrantensyndrome 14, 15, 25
Querschnittslähmung 9, 13

Radiologe 39, 75, 78
Radiotherapie 39
Receptoren 57, 58, 74

Säugling 7, 8, 9
Sensibilitätsstörungen 17, 19, 20, 21
Spina iliaca dorsalis 4
Spondylosis deformans 1, 4
Suggestion 45

Supraspinatusmuskel 4
Sympathalgien 14
Sympathicus 13, 14, 15, 22, 23, 24, 25, 81

Schmerz, chronischer 32, 67, 68, 69, 83, 84, 85, 86, 87, 88, 89, 90, 94
Schmerz, experimenteller 68
Schmerz, klinischer 68
Schmerz, somatischer 35
Schmerz, visceraler 35, 85, 86
Schmerzempfindung 7, 8, 16, 18, 19, 24, 57, 59, 67, 68, 74
Schmerzen, pseudoradikulär 1, 4
Schmerzklinik 29, 38, 71, 78, 82, 83, 85, 89, 90, 91, 92, 93, 94, 95
Schmerzpunkte, myofasciale 4, 86
Schmerzsyndrom, abdominales 35, 86
Schulterschmerz 1

Thalamus 57, 58, 67, 68
Thalamuskern 57, 58, 59, 67
Trigger-Areale 3
Triggerpunkte 3, 4
Trimenons 7
Tumor 40, 63, 64, 71
Tumor, intraspinaler 2
Tumoren, maligne 29, 71

Unco-Vertebralregion 2
Urologe 29

Veränderungen, spondylotische 2

Weichteile 3
Wurzel 3, 21

Zahnextraktion 63
Zwischenwirbelscheiben 1

F. Jenkner

Nervenblockaden

Indikationen und Technik
68 Abb. XXIV, 86 Seiten. 1972
Geb. DM 36,—; US $14.80
ISBN 3-211-81100-1

Praktische Anleitung zur Technik und den Indikationen der wichtigsten und ohne große Schwierigkeiten durchführbaren Blockaden von Nerven zu diagnostischem und therapeutischem Zweck. Für jede Blockade sind angegeben: Indikationen (diagnostisch, therapeutisch, chirurgisch) und Technik (Möglichkeiten, Lagerung, Orientierungsverhältnisse, Zielpunkt, Vorgehen, Beurteilung der Wirkung, Komplikationen, Einsetzen und Dauer der Wirkung).

Lehrbuch der Anaesthesiologie, Reanimation und Intensivtherapie

Herausgeber: R. Frey, W. Hügin, O. Mayrhofer.
Unter Mitarbeit von H. Benzer
3. korrigierte und erweiterte Auflage. 409 Abb. 1 Falttafel.
XLV, 1072 Seiten. 1972
Geb. DM 148,—; US $60.70
ISBN 3-540-05868-0

Aus den Besprechungen zur zweiten Auflage
Die Anaesthesisten scheinen zu ihrem Selbstbewußtsein gefunden zu haben. Bekennen die Herausgeber dieses Werkes, das ohne Übertreibung eine Visitenkarte der bundesdeutschen Anaesthesiologie genannt werden kann: „Die Anaesthesiologie ist keine Hilfswissenschaft mehr, kein Anhängsel der Chirurgie, sondern sie ist der gleichberechtigte Partner aller anderen klinischen Disziplinen, mit denen sie in innigstem täglichen Kontakt steht.
euro med

... Die Herausgeber haben es verstanden, unter Hinzuziehung zahlreicher Fachgelehrter ein Standardwerk zu schaffen, das jedem internationalen Vergleich standhält ... Den Hauptteil bildet die Praxis der Anaesthesie, in dem alle Verfahren mit ihren Vor- und Nachteilen geschildert sind ... Sicher ist die Neuerscheinung nicht nur ein Lehrbuch, sondern das Standardwerk des Fachgebietes ...
Deutsches Ärzteblatt

Das Buch ist nicht nur das Lehrbuch für den angehenden Facharzt für Anaesthesie, sondern es gehört in die Hand jedes chirurgisch tätigen Arztes, der sich in diesem umfangreichen Nachschlagewerk über alle Probleme der Anaesthesie und Wiederbelebung orientieren kann.
Berichte über die gesamte Gynäkologie

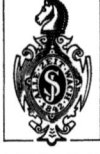

**Springer-Verlag
Berlin
Heidelberg
New York**

Diagnostische und therapeutische Nervenblockaden

Fortbildungsveranstaltung am 6./7. Oktober 1971 in Mainz
Herausgeber: R. Frey, M. Halmagyi, H. Nolte
13 Abb. 7 Tab. IX, 67 Seiten. 1973
(Anaesthesiologie und Wiederbelebung, Band 73)
DM 28,—; US $11.50

Dieser Vortragsband enthält eine übersichtliche Darstellung der klinischen und organisatorischen Probleme beim Aufbau und der Führung von Schmerzkliniken und Blockadetherapieabteilungen. Alle bekannten Blockadetechniken, die vegetativen als auch die somatischen, werden ausführlich besprochen und die erforderlichen technischen Einrichtungen angeführt.

Intravenöse Narkose mit Propanidid

Neue experimentelle und klinische Untersuchungen. Bericht über das Epontol-Symposium vom 10. bis 12. Juni 1971 in Scheveningen
Herausgeber: M. Zindler, H. Yamamura, W. Wirth
174 Abb. XIII, 419 Seiten. 1973
(Anaesthesiologie und Wiederbelebung, Band 74)
DM 68,—; US $27.90
ISBN 3-540-06172-X

In diesem Bericht über das 2. Epontol (Propanidid)-Symposium 1971 in Scheveningen wird auf die Nebenwirkungen von Propanidid auf Herz und Kreislauf eingegangen, sowie auf das Ausmaß und die Bedeutung der Histamin-Freisetzung. Verbesserte Anwendungstechniken zur Narkoseeinleitung und zur Langzeitnarkose werden beschrieben und Erfahrungen bei speziellen Indikationen diskutiert.

H. A. Baar,
H. V. Gerbershagen

Schmerz — Schmerzkrankheit — Schmerzklinik

16 Abb. Etwa 90 Seiten. 1973
(Ein Kliniktaschenbuch)
DM 9,80; US $4.10
ISBN 3-540-06553-9

Das Thema Schmerz ist für Ärzte aller Fachrichtungen aktuell.
In dem vorliegenden Kliniktaschenbuch befassen sich die Autoren mit dem Schmerz und der Untersuchung des Schmerzpatienten, der Möglichkeit der Schmerzbeeinflussung und mit der Versorgung des Schmerzpatienten. Als Beispiel wird die Schmerzklinik Mainz beschrieben und mit ausländischen Modellen verglichen.

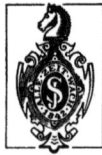 **Springer-Verlag Berlin Heidelberg New York**

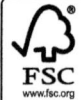

MIX
Papier aus verantwortungsvollen Quellen
Paper from responsible sources
FSC® C105338

If you have any concerns about our products,
you can contact us on
ProductSafety@springernature.com

In case Publisher is established outside the EU,
the EU authorized representative is:
**Springer Nature Customer Service Center GmbH
Europaplatz 3, 69115 Heidelberg, Germany**

Printed by Libri Plureos GmbH
in Hamburg, Germany